LE STRESS N'EST PAS UNE FATALITÉ !

MARIE BORREL
Dr PHILIPPE MASLO

LE STRESS N'EST PAS UNE FATALITÉ !

LES NOUVEAUX REMÈDES NATURELS

LE GRAND LIVRE DU MOIS

Si vous souhaitez recevoir notre catalogue et être tenu au courant de nos publications, envoyez vos nom et adresse, en citant ce livre, aux Presses du Châtelet,
34, rue des Bourdonnais, 75001 Paris.
Et, pour le Canada, à
Édipresse Inc., 945, avenue Beaumont,
Montréal, Québec, H3N 1W3.

ISBN 2-7028-4270-4

Sommaire

1

LE STRESS : AMI OU ENNEMI ?

2

LES MÉDICAMENTS PSYCHOTROPES : UNE APPROCHE PLUTÔT « MUSCLÉE »

3

L'HOMÉOPATHIE : POUR PRENDRE LE STRESS PAR LES SENTIMENTS

4

LES PLANTES : DES ANTISTRESS VRAIMENT NATURELS

5

VITAMINES ET OLIGO-ÉLÉMENTS : UN REMPART QUOTIDIEN CONTRE LE STRESS

6

SOIGNER LE STRESS SANS MÉDICAMENTS

« On prendra les froids, les brûlures en face,
On interdira les tiédeurs
Des fumées, des alcools et des calmants cuirasses
Qui nous ont volé nos douleurs... »

Jean-Jacques Goldman

« Ce qui ne peut danser au bord des lèvres s'en va hurler au fond de l'âme... peut-être. »

Christian Bobin

« L'armée la plus puissante a encore un point faible : le général qui la commande. »

« Stratagème de la belle »,
extrait des *Trente-six stratagèmes,*
traité secret de stratégie chinoise

Introduction

SOS DÉ-STRESS

Nous avons tous connu, à un moment ou un autre, cette sensation d'être impuissant face à une situation qui nous dépasse, d'être sans force sous les diverses pressions qui nous assaillent, face à un problème dont nous ne parvenons pas à saisir les contours... Le responsable de ce malaise : le stress. Un phénomène qui touche indistinctement toutes les catégories sociales, tous les âges. Il frappe le chômeur angoissé par le lendemain comme le cadre supérieur, ployant sous les responsabilités, la femme au foyer inquiète pour l'avenir de ses enfants comme le *top model* condamné à rester beau à tout prix.

Alors, le stress, ennemi absolu ? Pas du tout ! Comme chaque chose, il possède ses bons et mauvais côtés. Or, nous avons tendance à n'en considérer que les inconvénients, à les subir au point, parfois, de ne plus pouvoir leur échapper. L'être humain est ainsi fait qu'il commence par s'adapter à toutes les situations, même les plus insidieusement destructrices. Il « tient »... plus ou moins longtemps. Puis un jour, il craque, tombe dans la dépression, l'anxiété chronique, l'insomnie ou les migraines à répétition, quand il n'est pas affecté par une pathologie plus grave, du cancer aux maladies cardio-vasculaires.

Cet engrenage n'est pas une fatalité. Au lieu de réagir, de subir, nous pouvons agir. Voler au stress ce qu'il a d'enrichissant, d'énergisant, de motivant, de créatif, et dresser une barrière infranchissable entre nous et ses effets délétères. Tel est justement le pari de ce livre : vous aider à passer en douceur les caps difficiles, à négocier des virages parfois délicats.

Que se passe-t-il habituellement dans le secret des cabinets des médecins généralistes ? Ceux-ci reçoivent nombre de patients souffrant de ces maladies dites psychosomatiques, de « maux de civilisation ». Entendez : les pathologies créées par les conditions de vie, les pressions, les soucis, les tensions... Donc, par le stress. Souvent, les médecins, bousculés par la clientèle qui se presse dans leur salle d'attente, peu ou pas formés à l'écoute, inscrivent sur l'ordonnance le nom magique qui délivrera leurs patients : « anxiolytique », « antidépresseur ». Le malade rentre chez lui rassuré : l'étau qui lui étreint la gorge va enfin se desserrer, il va pouvoir dormir, ses brûlures d'estomac vont cesser, son hypertension va baisser.

De fait, dans un premier temps, cela se passe ainsi. Certes, l'on se sent un peu « dans les vaps » au réveil, mais l'on va tellement mieux. Puis, peu à peu, l'effet du médicament s'atténue, il faut en augmenter les doses. Les réveils se font de plus en plus pénibles, le patient commence à avoir des difficultés de concentration, des trous de mémoire. Il accroît sa consommation de café, de cigarettes, voire d'alcool... Parfois, un jour, il décide que tout cela a assez duré, et il arrête le traitement. Il s'aperçoit alors que l'angoisse revient, plus forte encore qu'avant. Il ne dort plus. Il est entré dans le cercle vicieux de la pharmacodépendance.

Cette « maladie » est particulièrement développée dans notre pays, plus gros consommateur au monde de molécules à effet psychotrope. Il s'en vend chaque année plus de 150 millions de boîtes et plus de 200 000 personnes, en majorité des femmes, seraient totalement dépendantes.

Il existe pourtant des thérapeutiques plus douces, mieux adaptées à la personnalité, aux rythmes de vie, aux diverses pathologies, et dénuées d'effets secondaires : homéopathie, élixirs floraux, yoga, sophrologie, acupuncture, nutrithérapie. Il faut choisir, tranquillement, la méthode de guérison qui éveille en soi le désir de la suivre. Car la confiance que l'on place dans une thérapie a un effet sur son efficacité. Naturellement, les médicaments « classiques » énumérés plus haut peuvent, malgré leurs effets secondaires, se révéler utiles.

Il faut rester conscient des limites de l'automédication. Certes, vous pouvez tenter de choisir vous-même les médicaments homéopathiques ou les plantes qui vous conviennent. Cependant, plus les sources de stress sont intenses, plus votre équilibre interne est perturbé, et plus les conseils d'un médecin sont précieux. Rien ne remplace le savoir et l'expérience du praticien.

Mais d'abord, faisons connaissance avec les rouages secrets de ce stress mal connu et mal aimé, avant d'en chercher les remèdes.

En route pour un voyage au pays des tensions extrêmes...

1

LE STRESS : AMI OU ENNEMI ?

UNE JOURNÉE COMME TANT D'AUTRES

Lorsqu'elle sortit du wagon, Marianne sentit ses jambes se dérober sous elle. La jeune femme venait peut-être de passer les dix minutes les plus étouffantes de sa vie. Au propre comme au figuré : le métro était bondé, son voisin avait une haleine qui empestait et il se collait à elle de manière suspecte. En outre, la journée au bureau avait été particulièrement tendue et, enfin, elle s'était disputée avec Jacques comme jamais auparavant. Respirer. Vite.

Elle grimpa les marches de l'escalator, dépassa les autres piétons qui se laissaient amener sans effort dehors. Elle bouscula un étudiant plongé dans sa lecture, qui leva à peine les yeux, puis un monsieur d'âge mûr, qui commença à l'invectiver. Enfin, elle parvint sur le trottoir. Mais, en même temps que la bouffée d'air tant désirée, l'accueillit une pluie fine et glaciale.

Tant pis ! Elle courut vers l'immeuble où elle habitait depuis qu'elle avait abandonné sa lointaine province pour la capitale, composa le digicode et s'arrêta net : il n'y avait rien à manger pour le chat et plus de céréales pour Quentin, demain matin... Elle prit la direction du petit supermarché, ouvert jusqu'à 19 heures. Un coup d'œil à sa montre lui confirma qu'elle devait se presser. Elle accéléra le pas. Mais le vigile achevait de fermer les grilles du magasin. La colère sourde qui l'habitait depuis le milieu de l'après-midi s'amplifia instantanément, lui nouant l'estomac.

Elle ne désirait plus que rentrer chez elle, oublier les agressions de la journée, et savourer la petite demi-heure qu'elle s'accordait chaque soir avant d'aller chercher Quentin chez la nourrice qui accueillait l'enfant à la sortie de l'école.

Arrêt rapide chez la concierge, pour le courrier, coup d'œil à l'ascenseur : celui-ci devait être au dernier. Pour ne pas attendre, elle monta à pied jusqu'au deuxième, glissa la clé dans la serrure, entra et claqua la porte derrière elle.

Enfin ! Elle enleva son blazer mouillé, quitta ses chaussures, prit dans la salle de bains une serviette dont elle entoura ses cheveux humides.

« C'était bien la peine d'aller chez le coiffeur hier ! » songea-t-elle, en s'asseyant sur le canapé du salon pour écouter le répondeur.

Le chiffre « 1 » clignotait. D'ordinaire, elle aimait être accueillie par nombre de messages, preuve que l'on pensait à elle, qu'on l'appréciait et parfois qu'on l'aimait. Mais, aujourd'hui, elle voulait être seule. Elle enclencha l'appareil.

– Bonjour, ma chérie, c'est maman. Nous espérons que tu vas bien, et Quentin aussi. Nous nous faisons un peu de souci parce que tu n'as pas téléphoné depuis près d'une semaine. Ton père surtout est inquiet et, dans son état, tu sais bien qu'il ne doit pas être contrarié. Rappelle-nous vite !

La voix de sa mère, d'abord douce et tendre, se faisait de plus en plus culpabilisante et sèche au fil des mots. Marianne sentit à nouveau son ventre se serrer. Oui, elle n'avait pas appelé ces derniers temps et aurait dû le faire. Elle avait le droit de penser un peu à elle !

Elle se cala au fond de son fauteuil et les souvenirs familiaux de ces trois derniers mois affluèrent. Elle avait reçu un choc en apprenant que son père était atteint d'un cancer et qu'il devait se faire opérer de toute urgence. Elle avait fait, chaque week-end, l'aller et retour entre Aix-en-

Provence, où habitaient toujours ses parents, et Paris. Afin de soulager sa mère, elle avait pris en charge les tracasseries paperassières et les relations parfois délicates avec l'administration médicale. Elle avait soutenu le moral de tout le monde, ce qui ne l'empêchait pas de s'écrouler en larmes sur l'épaule de Jacques, quand elle descendait du TGV à la gare de Lyon.

Elle savait qu'elle avait aidé ses parents davantage que les autres membres de la famille, frères et sœurs compris. Mais elle ne pouvait s'empêcher de se culpabiliser, à la pensée de ce qu'elle n'avait pas fait, de ce qu'elle avait fui. Et ce soir, même si les reproches implicites de sa mère étaient injustes, ils la touchaient. Cette minuscule flèche lui suffisait pour se sentir immédiatement coupable et déclenchait en elle l'habituelle réaction en chaîne : Marianne restait des heures à se reprocher tout et n'importe quoi, à ne pas apporter à Jacques – ce si gentil « fiancé » qu'elle fréquentait depuis quelques mois – l'attention qu'il méritait, à n'être pas parvenue à conserver des relations sereines avec son ex-mari, le père de Quentin, à ne pas se comporter comme une bonne mère en accordant assez de temps à son fils de trois ans – dont elle craignait qu'il paie de son équilibre affectif les conflits qui ne finissaient plus entre ses parents...

Le timbre strident de la sonnette la fit sursauter. Elle se leva, paradoxalement plus soulagée que contrariée.

« Il faudra que je règle l'intensité de cette sonnerie », se dit-elle.

Elle ouvrit la porte et se figea devant un énorme bouquet de fleurs printanières, sous lequel apparaissaient deux longues jambes. Une voie fluette s'échappa de derrière les jonquilles, tulipes, amaryllis et gerberas :

– Je cherche madame Marianne Charelle. C'est bien ici ?

– Oui. C'est moi.

Elle s'effaça pour laisser entrer le livreur.

– Posez-le sur la table, s'il vous plaît.

– Vous avez une petite carte épinglée sur l'emballage.

Le jeune homme, encore presque un adolescent, empocha le pourboire et disparut. Marianne restait sous le coup de l'étonnement. Qui pouvait lui envoyer une telle merveille ? Son cœur battait à rompre. Elle sourit d'elle-même : une vraie midinette attendant le prince charmant ! Elle ouvrit l'enveloppe dont elle tira une carte couverte d'une écriture qu'elle connaissait bien :

– J'ai été injuste avec toi tout à l'heure. Je t'aime. Je serai là à 20 heures. Jacques.

Une bouffée d'émotion lui fit monter les larmes aux yeux.

« Je suis bien fragile en ce moment, se dit-elle. Il faudrait que je me repose un peu. »

Son regard glissa comme par inadvertance vers la pendule du salon. Presque 19 h 30.

– Quentin !

Elle enfila un imper et se rua dans l'escalier.

Courir, toujours courir...

NOUS AVONS TOUS UN ONCLE D'AMÉRIQUE

Une journée ordinaire, émaillée de tracas, petits et grands, ponctuée d'émotions, agréables ou désagréables, parcourue de colères... Pendant ces quelques heures, Marianne a subi stress sur stress. Le climat parisien, forcément pas l'idéal pour une Méditerranéenne ? Premier stress. Le temps qui lui échappe, entre son enfant qu'elle élève seule, le métro, les horaires de travail... ? Autres stress. La promiscuité dans les transports en commun ? Stress. Les disputes avec ses collègues et son « fiancé » ? Stress. La culpabilité à l'égard de ses parents ? Stress, qui fait écho à celui provoqué quelques mois plus tôt par la maladie de son père. Le bruit ambiant, la sonnerie de la porte d'entrée ? Stress. Et même le bouquet de fleurs qui, pour être une délicieuse surprise, n'en constitue pas moins une source de stress...

L'existence est ainsi jalonnée de stress auxquels, le plus souvent, il n'est pas possible d'échapper. Mais, sans stress, il n'y aurait pas de vie. Sans les sollicitations qui nous font agir, nous motivent, nous n'existerions pas. Pourtant, l'addition de ces stress est parfois telle qu'elle peut nous perturber. Comment s'en protéger, pour que le corps ne réagisse pas d'une manière immodérée, tant physiquement que psychiquement ?

Les réactions intimes se fondent sur des schémas profonds, archaïques, issus de la part la plus animale de notre être. L'un des pionniers de l'étude du stress a été Henri Laborit. Scientifique atypique, il s'est d'abord intéressé, en tant que chirurgien des armées, au strict fonctionnement biologique de notre corps, avant de se passionner pour l'activité du cerveau et de mettre au point les premiers neuroleptiques. Après nos corps et nos têtes, il ne lui restait plus qu'à porter son regard aiguisé sur nos comportements. Il fut le premier à parler de l'inhibition de l'action, cette mauvaise réaction au stress qui fait le lit de l'angoisse, de la déprime, de la dépression ou des maladies psychosomatiques.

En plus de son incontestable talent – ses détracteurs ont toujours reconnu le sérieux de ses travaux, même s'ils n'étaient pas d'accord avec ses analyses et ses conclusions –, l'homme avait un grand souci de pédagogie. Il a collaboré avec le cinéaste Alain Resnais pour mettre en images sa théorie de l'inhibition. Dans *Mon oncle d'Amérique* (1983), film retraçant les itinéraires entrecroisés de trois personnages, une femme et deux hommes, est dévoilé le pourquoi des réactions, des émotions et des maladies. Guide idéal, Henri Laborit nous balise le chemin.

UN CERVEAU POUR AGIR, PAS POUR PENSER

Première image du film : un cœur qui bat.

Parlant en voix *off*, le professeur Laborit explique :

« La seule raison d'être d'un être, c'est d'être. C'est-à-dire de maintenir sa structure, de se maintenir en vie. Sans cela, il n'y aurait pas d'être. »

Suivent quelques images et Henri Laborit continue :

« Les plantes peuvent se maintenir en vie sans se déplacer. Elles puisent leur nourriture directement dans le sol, à l'endroit où elles se trouvent. Grâce à l'énergie du soleil, elles transforment la matière inanimée de la terre en matière vivante. Les animaux, donc l'homme – qui est un animal –, ne peuvent se maintenir en vie qu'en consommant cette énergie solaire déjà transformée par les plantes. Et cela exige de se déplacer, d'agir à l'intérieur d'un espace. Pour se déplacer dans un espace, il faut un système nerveux. C'est lui qui permet d'agir sur l'environnement et dans l'environnement. Et ce, toujours pour la même raison : assurer la survie. Et si l'action est efficace, il en résulte une sensation de plaisir. »

Nous voici au premier échelon : notre part animale. Si Laborit nous entraîne aussi profondément, ce n'est pas par mépris de la nature humaine, bien au contraire : il s'agit de faire comprendre que nous portons encore, au plus profond de notre cerveau, les traces de notre passé immémorial.

« Ainsi, poursuit-il, une pulsion pousse les êtres humains à maintenir leur structure biologique vivante le plus longtemps possible. Cette pulsion va s'exprimer dans quatre comportements de base. D'abord, un comportement de consommation, le plus simple, le plus banal, qui assouvit un besoin fondamental : boire, manger, copuler. Ensuite, un comportement de fuite, puis un comportement de lutte, et enfin un comportement d'inhibition. »

Laborit avait le goût des formules choc, qui faisaient pénétrer ses idées dans nos têtes presque par effraction. Ainsi affirmait-il :

« Un cerveau, ça ne sert pas à penser, ça sert à agir ! »

LES COULISSES DE NOTRE CERVEAU

Notre cerveau, un gros kilo de matière grise et molle cachée dans notre boîte crânienne, s'est construit par couches successives, au fil de l'évolution des espèces. La première strate est celle des reptiles, les plus primitifs des animaux. Un chercheur, P.-D. Mac Lean, qui en découvrit l'existence, l'appela « cerveau reptilien ». Chez les reptiles, comme chez les mammifères et chez l'homme, il déclenche les comportements de survie immédiate, sans lesquels l'animal ne peut survivre : boire, manger, copuler. Chez les mammifères, un second cerveau s'ajoute au premier. C'est lui qui gère nos émotions. Mac Lean le nomma « cerveau de l'affectivité », ou « cerveau limbique ».

« Je préfère le nommer "cerveau de la mémoire", dit quant à lui le professeur Laborit. Sans mémoire de ce qui est agréable et désagréable, il n'est pas question d'être heureux, triste, angoissé, en colère ou amoureux. On pourrait presque dire qu'un être vivant est une mémoire qui agit. »

Chez l'homme, le plus évolué des mammifères, un troisième cerveau s'est ajouté aux deux premiers et a connu un développement considérable : le cortex cérébral. Celui-ci est capable d'associer les expériences passées entre elles, de les relier au présent, de les projeter vers le futur. Laborit l'appelle « cortex associatif ». C'est lui qui permet la construction imaginaire.

« Dans la boîte crânienne de l'homme, ces trois cerveaux superposés existent toujours, poursuit le scientifique. Nos pulsions sont toujours celles, très primitives, du cerveau reptilien. »

RÉCOMPENSE ET PUNITION

Pour que les trois étages du cerveau fonctionnent en harmonie, ils sont reliés par trois faisceaux nerveux : celui de la récompense, qui aboutit à la satisfaction ; celui de la punition, qui permet la fuite ou la lutte ; celui de l'inhibition, qui déclenche l'angoisse, la déprime et la maladie. Ainsi, la caresse d'une mère à son enfant, les félicitations à la suite d'une bonne note, libèrent des substances chimiques qui produisent du plaisir. A l'inverse, les reproches des parents à leur enfant, ou les remontrances d'un patron à son employé, provoquent une sécrétion chimique qui pousse l'individu à se protéger, soit par la lutte, soit par la fuite. Mais, dans certaines situations, l'une et l'autre sont impossibles. L'individu est alors comme paralysé : c'est l'inhibition de l'action.

« Au début de l'existence de l'homme, précise le professeur Laborit, le cerveau est encore immature. Dans les deux ou trois premières années de sa vie, l'expérience imprimée par le milieu qui l'entoure sera indélébile et constituera un substrat d'une importance considérable pour l'évolution de son comportement durant toute son existence. »

Si les deux premiers cerveaux fonctionnent de façon inconsciente, le troisième nous fournit un langage explicatif. Il permet ainsi de trouver des alibis au fonctionnement inconscient des deux premiers.

« J'aime à me représenter l'inconscient comme une mer profonde, dit encore Laborit. Et ce que nous appelons le conscient est comme l'écume qui naît, qui disparaît, qui renaît à la crête des vagues. C'est la partie très superficielle de cet océan écorché par le vent. »

L'INHIBITION DE L'ACTION

L'inhibition, le seul comportement possible lorsque la fuite et la lutte ne le sont plus, donne naissance à l'angoisse, qui exprime l'impossibilité de dominer une situation. Pour parvenir à cette simplification de nos schémas comportementaux, le professeur Laborit a étudié des rats en laboratoire.

Première expérience : on met un rat dans une cage à deux compartiments, séparés par une cloison dans laquelle se trouve une porte. Le plancher de la cage est électrifié et, de manière intermittente, le courant passe une fois dans le premier compartiment, une fois dans le second. Un signal prévient le rat quatre secondes à l'avance de l'imminence de la décharge. L'animal apprend vite à passer dans l'autre partie de la cage dès que retentit la sonnerie. Et, même s'il subit cette expérience pendant une dizaine de minutes par jour, sept jours consécutifs, il reste en parfaite santé : son poil est lisse, son poids stable, il ne modifie pas son rythme d'alimentation et de sommeil, ne fait pas d'hypertension artérielle... La fuite lui a permis d'éviter la punition et de maintenir son équilibre biologique.

Deuxième expérience : le rat est enfermé dans la même cage, mais la porte de communication entre les deux compartiments est fermée. Ne pouvant plus fuir, il est soumis à la punition sans pouvoir y échapper. Apprenant que toute action est inefficace, qu'il ne peut ni fuir ni lutter, il manifeste un comportement d'inhibition.

« Chez l'homme, cette inhibition, qui s'accompagne d'angoisse, crée des perturbations biologiques très profondes, explique le professeur Laborit. Lesquelles aboutissent à ce que l'on appelle les maladies de civilisation : ulcère de l'estomac, hypertension artérielle, insomnie, fatigue, mal-être... Même le système immunitaire peut alors avoir des défaillances : si un microbe passe dans les environs, incapable de s'en défendre, l'individu pourra développer une infection.

LA RECHERCHE DE LA DOMINANCE

Mais nous ne sommes pas des rats en cage. Comment, par conséquent, nous enfermons-nous dans des comportements assez néfastes pour entraîner des pathologies physiques ? Pourquoi nous enfermons-nous de plus en plus fréquemment dans l'inhibition de l'action ? Le scientifique répond : la recherche de la « dominance ».

« Ce qui est facile pour un rat en cage est plus difficile pour un homme en société, commente Henri Laborit, toujours dans *Mon oncle d'Amérique*. Certains besoins ont été créés par notre socioculture et imprimés en nous depuis notre enfance. Lorsque deux individus sont en compétition pour un projet, quel qu'il soit, il y a forcément un gagnant et un perdant. L'un des deux finit par établir une dominance sur l'autre. »

Selon le chercheur, voilà donc, avec la recherche du plaisir, la seconde base inconsciente de tous nos comportements : dominer ou être dominé, à un moment donné, dans un territoire déterminé. Tout le reste, comme les explications que nous nous avançons pour agir, nos motivations sociales, affectives, émotionnelles et intellectuelles, ne font que masquer cette base inconsciente du comportement. C'est là que se trouve la racine profonde du stress.

« Grâce au langage, propre à l'espèce humaine, poursuit le chercheur, les hommes ont pu transmettre de génération en génération toute l'expérience réalisée au cours des millénaires du monde. Aujourd'hui, nous ne pouvons plus assurer seul notre survie. La survie du groupe est liée à sa cohésion, laquelle se fonde sur l'apprentissage, par l'enfant, de ce qui est nécessaire pour vivre heureux en société. On lui dit ce qui est bien ou mal, beau ou laid. On le punit et on le récompense, quelle que soit sa propre recherche de plaisir, selon que son action est conforme ou non à la survie du groupe. Pendant tout ce temps, nos pulsions, nos automatismes culturels, nos apprentissages sont masqués par un discours logique. »

La seule compensation possible face à cette interdiction est la recherche du plaisir, qui explique nombre de toxicomanies et de maladies de surcharge.

Troisième expérience : comme précédemment, le rat ne peut pas fuir. Mais, à présent, il est en compagnie d'un autre rat. Lorsqu'il reçoit la décharge électrique, il agresse son compagnon. Cette lutte ne lui permet certes pas d'éviter la punition, mais lui offre l'opportunité d'agir. Rappelez-vous : un système nerveux ne sert qu'à agir. Le rat reste ainsi en bonne santé, ne développe aucun trouble.

« Chez l'homme, reprend le chercheur, les lois sociales interdisent généralement cette violence défensive.

L'ouvrier qui supporte chaque jour le chef de chantier dont la tête ne lui revient pas, ne peut ni lui casser la figure (l'autre pourrait porter plainte contre lui), ni fuir (il risquerait de se retrouver au chômage). Tous les jours de la semaine, toutes les semaines du mois, tous les mois de l'année, il est ainsi en "inhibition de l'action". »

En état de stress !

INHIBITION DE L'ACTION ET MALADIES

L'homme peut pourtant lutter contre cette inhibition de l'action, notamment par l'agressivité. Cette explosion agressive est rarement rentable sur le plan social, mais pour le système nerveux, elle est tout à fait bénéfique, même si elle n'est pas dirigée sur le responsable de l'inhibition de l'action.

« Ainsi, répète volontairement le professeur, cette inhibition, si elle se prolonge, commande à toute la pathologie. Les perturbations qui l'accompagnent vont déclencher l'apparition de maladies aussi bien infectieuses que fonctionnelles, organiques ou mentales. Car quand le sujet ne peut pas exprimer son agressivité contre les autres, il peut encore la diriger vers lui-même. La forme la plus expéditive de cette autoagression étant le suicide. »

Cette théorie peut choquer. Nous nous retrouvons comme piégés entre deux mâchoires implacables, constituées pour l'une par nos pulsions vitales, et pour l'autre par notre conditionnement social. Le tout si profondément enfoui en nous que nous n'en avons pas conscience. La place du libre-arbitre, de l'évolution personnelle, de la connaissance de soi semble bien faible. Cependant, Henri Laborit s'attache à laisser une porte entrouverte :

« La personnalité d'un homme, conclut le scientifique, se bâtit sur un bric-à-brac de jugements de valeur, de préjugés, de lieux communs, qui, à mesure que son âge avance, deviennent de plus en plus rigides. Quand une seule pierre de cet édifice bouge, il découvre l'angoisse. Tant que l'on n'aura pas diffusé très largement parmi les hommes de cette planète la façon dont fonctionne leur cerveau, la façon dont ils l'utilisent pour dominer l'autre, nous avons peu de chance de voir "quelque chose" changer autour de nous ! »

Nous pourrions ajouter : en nous !

LE STRESS ET LA VIE : LE STRESS EST LA VIE !

Les idées du professeur Laborit dessinent un paysage du stress. Stimuli extérieurs, agressions, punitions et récompenses, tensions intérieures, comportements inconscients, schémas répétitifs, émotions contenues, interdits sociaux... tout y est. Cette vision a le mérite d'organiser ce fatras en un édifice cohérent. Et c'est l'ensemble de cet édifice que, dans le langage courant, nous avons fini par nommer stress.

En anglais, le mot *stress* désigne, au sens propre, la torsion maximum que peut subir un câble métallique avant de se briser. D'où l'idée de résistance. En français, le terme peut être rapproché du latin *stringere,* qui signifie « serrer ». Il évoque donc la pression, la compression, l'étouffement.

C'est un endocrinologue canadien, Hans Seyle, qui, le premier, s'intéressa au sujet dans les années 30, et aux problèmes sémantiques qui y sont liés. Dans le langage commun, « stress » désigne à la fois l'agression et la défense que nous lui opposons. Pour éviter les confusions, il créa le mot « stressor », qui désigne l'agent stressant, c'est-à-dire l'agression elle-même, tandis qu'il regroupa sous le vocable de « stress » les réactions que nous lui opposons. Il donnait de l'ensemble la définition suivante : « Le stress est la réponse non spécifique de l'organisme à toute demande qui lui est faite, ou une réponse d'adaptation à des demandes très disparates appelées facteurs de stress ou *stressors*. »

« BON » ET « MAUVAIS » STRESS

Ainsi, tout agent provoquant une réaction d'adaptation de la part de l'organisme qui y est confronté est un *stressor*, engendrant un *stress* : il concerne autant un contact avec un virus ou un microbe, un excès alimentaire, une pollution ambiante, mais aussi toutes les formes de rencontres et de relations avec les autres êtres, qu'ils soient humains ou animaux. Dans la forêt africaine, le chasseur qui traque un gnou et se retrouve face à un lion subit un stress. L'enfant, à la rentrée scolaire, en subit un également, comme l'amoureux lorsque son cœur bat à éclater à la seule vue de sa belle. Dans toutes ces situations, le sujet doit s'adapter à un environnement qui se modifie. Or, tant que nous sommes en vie, celui-ci ne cesse de changer ! Il s'agit de notre condition même. Sans le froid, l'être humain n'aurait pas appris à tanner les peaux. Sans la peur des bêtes sauvages, il n'aurait pas conçu d'habitats solides. Toute l'évolution humaine est ainsi redevable au bon vieux stress.

Lorsque les champions de tennis ou de ski parlent de la « pression » qui pèse sur leurs épaules, ils évoquent le stress dû à la compétition. C'est lui qui les motive, les stimule, leur permet de se retrouver parfois sur la plus haute marche du podium. Mais que cette pression soit trop forte, et certains craquent, se retrouvent totalement privés de leurs moyens. A l'inverse, les personnes repliées sur elles-mêmes, trop à l'abri des sollicitations extérieures, subissent un stress « négatif » par manque de stimulation – et qui entraîne les mêmes effets nocifs que l'autre stress. « Le stress est nécessaire et bénéfique, explique le docteur Lionel Coudron. Une surprotection entraîne une apathie générale. Une trop grande quantité de stress, en intensité ou en fréquence, peut également nous être fatale [1]... »

Plongeons à présent dans l'univers des cellules : en 1962, un chercheur italien, Ferrucio Ritossa, a découvert par hasard qu'une cellule, soumise à un stress (par exemple un choc thermique), produit des protéines spécifiques qui la protègent contre les effets de cette agression et la préparent à affronter les stress à venir. Ces protéines ont été baptisées HSP, *Heat Shock Proteins*. De récentes études menées au CNRS par Éric Le Bourg pour tenter d'élucider le rôle de ces protéines, et dans un laboratoire de l'hôpital Cochin par Barbara Polla, confirment cette constatation : « Il n'existe pas de cellules vivantes, qu'elles soient animales, végétales ou bactériennes, qui n'aient pas cette capacité, lors de l'exposition à un stress particulier, donc à une souffrance, de produire ces protéines de stress », a-t-elle écrit [2].

Ce processus fondamental est commandé par plusieurs gènes. Il est donc « un mécanisme essentiel de la réponse de la cellule vivante au stress de l'environnement ». Les études ont montré par exemple que lorsqu'un animal est exposé à un bruit intense, donc à une souffrance, son corps produit des protéines de stress. Les chercheurs se gardent bien d'extrapoler, de passer trop rapidement de la cellule à l'homme, surtout en ce qui concerne l'impact des

1. In docteur Lionel Coudron, *Stress : comment l'apprivoiser*, J'ai Lu, 1993.
2. In Bernard Martino, *Enquête d'immortalité*, Jean-Claude Lattès, 1998.

stress psychologiques et émotionnels. Mais ils avouent qu'en termes cellulaires, on peut vraiment parler de « bon » et de « mauvais » stress.

« Un bon stress, au niveau de la cellule, c'est un stress qui permet l'augmentation des protéines de stress », poursuit Barbara Polla [1]. Un mauvais stress, à l'inverse, est un stress trop puissant, qui dépasse les capacités d'adaptation de la cellule et face auquel le mécanisme de production des HSP n'est pas suffisant. Inversement, une cellule trop protégée de ses voisines, donc des stress que ces dernières sont susceptibles de lui faire subir, finit par mourir. « Le cocon, s'il peut être régénérateur à court terme, est certainement délétère à long terme, conclut la scientifique. Le fait de se mesurer continuellement à différents types de stress est un des moteurs essentiels de la vie humaine. »

TOUS INÉGAUX DEVANT LE STRESS

C'est pourquoi, afin de réhabiliter ce « compagnon », certains parlent désormais de « bon » et de « mauvais » stress. Cette nouvelle théorie est cependant ambiguë, car elle laisse entendre que les agents stressants peuvent être classés dans une catégorie « bon » ou « mauvais ». Mais un même agent stressant n'exercera pas un effet identique et ne causera pas des perturbations semblables chez deux personnes différentes. Si certains événements extrêmes sont perturbants pour tous – la perte d'un être cher –, certains traversent le deuil dans le chagrin mais pas dans la maladie, tandis que d'autres souffriront de dépression, d'insomnie, voire développeront un cancer.

Le stress n'est pas « bon » ou « mauvais » selon le degré de la sollicitation, mais selon la qualité de la réponse. Finalement, c'est nous qui le rendons « bon » ou « mauvais » en

1. *Op. cit.*

fonction de notre capacité d'adaptation à l'environnement. Nous rejoignons ici le professeur Laborit : un même stress sera bon ou mauvais selon que le sujet qui le subit tombera ou non dans l'inhibition de l'action. Enfin, la qualité du stress dépend des bénéfices secondaires que nous pouvons en tirer, et de la teneur des émotions qu'il suscite en nous.

Dans le laboratoire d'étude du sommeil et du rêve qu'il dirigeait à l'Inserm de Lyon (U 480), le professeur Jouvet a étudié les réactions qu'opposaient humains et animaux à la privation de sommeil. Une expérience est significative : le scientifique plaçait des chats sur un flotteur au milieu d'une piscine, afin que ceux-ci tombent à l'eau dès qu'ils s'assoupissaient. Quand on connaît l'aversion de ces félins pour l'eau, il est facile d'imaginer la douleur qu'ils subissaient ! En revanche, d'autres chats étaient éveillés par des caresses dès qu'ils s'endormaient afin que le plaisir des sollicitations tactiles dont ces animaux sont très friands compense aussitôt le stress du manque de sommeil. Naturellement, les animaux du premier groupe tombaient rapidement malades, alors que les seconds s'adaptaient beaucoup plus facilement à la privation.

LES TROIS PHASES DE L'ADAPTATION AU STRESS

Il est des constantes dans les scénarios de l'adaptation au stress, qui se divise en trois phases : alarme, résistance et décompensation. Ces périodes existent toujours et partout, mais varient en durée et en intensité selon les individus et les circonstances.

Dans un premier temps, le corps, surpris par l'agression, se mobilise. Le cœur bat plus vite, la respiration s'accélère. Le sang afflue dans les muscles (pour fuir) et dans les organes « nobles » (cœur, cerveau), qui préparent la riposte, tandis qu'il alimente faiblement les organes inutiles sur le moment, tels ceux du système digestif (foie, estomac...)

qui fonctionnent alors au ralenti. Cette mobilisation est orchestrée par le système hormonal, qui distribue les ordres comme un commandant en chef dirige son armée.

Lorsque le stress s'installe et dure, l'organisme, incapable de tenir ce rythme trop longtemps, entre dans la deuxième phase, dite de résistance. « Tous les mécanismes réflexes sont alors stimulés pour ramener les sécrétions et les rythmes biologiques à des valeurs plus proches des normes habituelles, indique le docteur Coudron. Mais cela nécessite un intense effort d'adaptation. Tant que le stress persiste, le corps est en éveil et fournit un travail supplémentaire pour maintenir la normalité compatible avec la vie[1]. » En apparence, tout semble normal. Le sujet soumis au stress n'a plus l'impression que son organisme fait des efforts. Et pourtant... C'est pourquoi cette phase est la plus sournoise et la plus dangereuse. Si elle dure ou se répète trop, la personne se fatigue et s'use sans en avoir conscience.

Et, un jour, elle entre soudain dans la troisième phase : la décompensation. Après son effort de réaction et d'adaptation, l'organisme éprouve le besoin de se reposer, de reprendre des forces. Si les deux premières phases ont peu duré, la troisième passe inaperçue, l'organisme poursuivant sa petite cuisine interne sans que la conscience en soit avertie. Mais, lorsque la phase d'adaptation a été trop longue, ou lorsqu'elle se répète régulièrement depuis trop longtemps, le corps demande grâce. La décompensation se traduit alors par de l'épuisement.

Il est vain de se penser « suprarésistant ». En outre, certaines personnalités sont, plus que d'autres, prédisposées au stress négatif et sournois, celui qui grignote les résistances, l'air de rien. A chacun, donc, d'apprendre à décrypter les signaux émis par son corps, afin d'en cerner au plus près la signification. C'est justement pour être sûr de conserver

1. *Op. cit.*

toute la lucidité nécessaire qu'il faut, la plupart du temps, commencer par faire retomber un peu la pression en s'aidant des soutiens qui sont à notre portée : plantes du phytothérapeute, granules de l'homéopathe, aiguilles de l'acupuncteur ou scénarios du sophrologue... Il faut choisir ces soutiens selon son degré de stress, ses habitudes thérapeutiques, la confiance placée en tel ou tel type d'approche médicale, et aussi selon sa manière de réagir.

LES TROIS TYPES DE PERSONNALITÉ

C'est aux États-Unis que des équipes de chercheurs réunissant médecins et spécialistes du comportement ont commencé à relier des genres de personnalité à la fréquence de certaines pathologies, notamment cardio-vasculaires. Ainsi, l'équipe des docteurs Friedman et Roseman a établi deux types de caractère : les « A » et les « B ».

Le type A est toujours pressé par le temps, très exigeant pour lui-même et les autres. Ce bourreau de travail tient à réussir et à être reconnu. Lorsqu'il n'est pas soumis à une pression extérieure, il se crée un état de stress intérieur. Parmi les A figurent en effet les drogués du stress, qui ne sont efficaces que dans l'urgence et se fabriquent des conditions de vie et de travail presque intenables pour rester au sommet de leur créativité et de leur rentabilité. Ils oublient généralement au passage que leur organisme paie, jour après jour, mois après mois, année après année, une facture qui finira peut-être par être très lourde.

La personnalité B est moins préoccupée par le temps, la réussite et la performance. Elle sait mieux relativiser enjeux et situations, faire la part des choses, s'accorder du temps pour le repos et les loisirs.

D'autres chercheurs ont établi les contours d'un « type C ». Celui-ci est introverti, inhibé. Il se croit obligé de rendre service, de contenir ses opinions personnelles, ses envies et ses goûts pour adopter ceux d'autrui. Il se sent facilement coupable, responsable, incapable, parfois au point de se retrouver paralysé devant une situation.

Certes, ces types sont caricaturaux. Cependant, ils déterminent des tendances, des courants de force, et on les retrouve, de façon plus ou moins marquée, ici et là. Amusez-vous à analyser le comportement de vos collègues, amis et gens de votre famille... Vous y retrouverez sûrement l'un de ces portraits. Mais leur principale utilité n'est pas d'amuser : d'emblée, ils permettent de savoir si la personne est une bonne candidate au mauvais stress ou non. Ce sont les types A et C qui y sont le plus exposés, chacun à sa manière : les A courent davantage de risques cardio-vasculaires – hypertension, cholestérol, infarctus –, et les C souffrent plus facilement de dépressions immunitaires – infections récidivantes, allergies, voire cancer. Les A brûleront leurs réserves physiques, alors que les C useront surtout leurs capacités d'adaptation psychique et émotionnelle. Ce sont eux qui ont le plus besoin des remèdes antistress.

INTERNALITÉ ET EXTERNALITÉ

Dans *Le Stress*[1], trois psychiatres spécialistes du sujet, les docteurs Christophe André, François Lelord et Patrick Légeron, évoquent la notion « d'internalité » et « d'externalité » pour expliquer les modes de réaction au stress. « Une personne "internaliste", écrivent-ils, a tendance à penser que ce qui lui arrive dans la vie dépend d'elle-même. [...] A l'inverse, les "externalistes" pensent que, quoi qu'ils fassent, les événements qui devaient arriver arriveront. »

De nombreuses études ont montré que les premières résistent mieux au stress que les secondes, car elles savent

1. Privat, 1998.

adapter leurs comportements à leur environnement. Elles ont ainsi le sentiment de « contrôler » les événements. Revenons aux rats en cage : ils sont, pour cette expérience, placés dans deux cages identiques où ils sont soumis à des impulsions électriques. L'un dispose d'une petite roue qui interrompt le courant dans les deux cages quand il l'actionne. Les deux animaux sont donc soumis au même stress, mais l'un peut le faire cesser, l'autre non. Résultat : le second développe des pathologies beaucoup plus vite que le premier.

LA BIOLOGIE DU STRESS

Pour bien comprendre le fonctionnement de cette incroyable machine, il faut maintenant plonger un peu plus avant dans les rouages intimes de notre organisme, observer au microscope ce qui se passe lorsque nous subissons une agression.

Travelling sur une rue animée, à une heure chaude de la journée : une maman et son garçon de quatre ans se promènent sur un trottoir. Il fait beau, le gamin lâche la main de sa mère et s'éloigne d'elle en poursuivant un pigeon. L'oiseau s'échappe en s'envolant vers la chaussée. Le gamin le suit. Il faut une seconde à la mère pour s'en apercevoir et le suivre en criant. C'est suffisant pour que l'enfant débouche presque sous les roues d'une voiture, qui s'arrête dans un crissement de pneus à quelques centimètres de lui.

Zoom avant dans l'organisme de la pauvre dame : la peur déclenche une première réaction dans la zone de l'hypothalamus. Celui-ci libère de l'adrénaline. Cette hormone accélère le rythme cardiaque et diminue l'amplitude respiratoire, lesquels accélèrent le flux sanguin : mieux irrigués, donc mieux oxygénés, muscles, cœur et cerveau sont plus efficaces pour lutter ou fuir. Sous l'effet de l'afflux sanguin, les capacités sensorielles augmentent : les pupilles se dilatent – améliorant la vision périphérique –, l'ouïe se fait plus fine, la peau détecte plus vite les différences de chaleur ou d'humidité... Mais, au passage, l'adrénaline entraîne des effets secondaires, parfois désagréables : joues rouges, sueurs, gorge nouée, boule dans l'estomac... Tant pis. De manière animale, primaire, le corps est prêt à répondre à l'agression.

Comme cette forte mobilisation des facultés ne peut se prolonger, la nature a prévu une seconde ligne de défense. L'hypothalamus, encore lui, ordonne aux glandes surrénales, via l'hypophyse, de sécréter du cortisol. Cette hormone augmente la quantité de sucre – le carburant des cellules – dans le sang. Ce surcroît d'énergie permet à l'organisme tout entier de fonctionner en « sur-régime ». La production de cortisol peut s'étaler sur un laps de temps plus long que celle d'adrénaline, laquelle est brutale et ponctuelle. Elle correspond à la phase d'adaptation qui, nous l'avons vu, s'installe parfois longtemps.

Revenons à la maman : la décharge d'adrénaline a été violente et brutale lorsqu'elle a vu la voiture s'approcher dangereusement de son enfant. La sécrétion de cortisol lui a permis, pendant les heures qui ont suivi, d'être beaucoup plus vigilante.

Ainsi, rester dans le bon stress, c'est profiter des bienfaits que ces hormones procurent dans un premier temps, sans connaître l'usure qu'elles provoquent lorsque le système est trop sollicité.

LE TRAVAIL INCESSANT DES NEUROHORMONES

Nous vous avons présenté jusqu'ici un scénario minimum, le plus schématique. En réalité, passée la première phase, d'autres hormones et neurohormones viennent soutenir et compléter le travail des deux qui viennent d'être présentées. Noradrénaline, endorphines, sérotonine, dopamine... agissent principalement dans le cerveau, centre de notre équilibre psychique et physique. Mais, comme tout système complexe, le cerveau – associé au système nerveux central – possède en lui-même ses fragilités potentielles. De même qu'il décide en permanence, il est systématiquement prévenu, par des messagers chimiques, du moindre événement survenant dans le corps. Il ressent les émotions et sensations qui nous agitent, et qui se traduisent en lui par des variations dans la circulation des neurohormones, ces substances qui transfèrent l'information entre les milliards de cellules nerveuses.

En fait, « maître cerveau sur son homme perché » est bien à l'abri dans la boîte crânienne, protégé par les trois membranes des méninges. C'est qu'il est fragile, constitué d'une matière molle faite de milliards de cellules nerveuses, les neurones, dotés de sortes de tentacules longs et fins les mettant en contact les uns avec les autres.

Zoom arrière, à présent, vers la dame et son garçon : lorsque la mère a vu son enfant s'éloigner, l'information visuelle s'est imprimée sur la rétine, est remontée le long du nerf optique jusqu'au cerveau, dans une zone cérébrale spécialisée. Pour cela, un influx bioélectrique traverse chaque neurone. Parvenu au bout du tentacule (ou « axone »), il doit passer le relais. Car les neurones ne se touchent pas. Ils sont séparés les uns des autres par quelques millièmes de millimètres. L'information se trouve donc bloquée, comme un passager sur le bord d'un quai. Pour passer de l'autre côté de cet espace, ou « synapse », elle emprunte une sorte de bac traversier, qui est en fait une neurohormone, un « neuromédiateur ». Puis, lorsque celle-ci a franchi la synapse, elle pénètre dans un site spécialisé du neurone voisin, à la façon d'une clé dans sa serrure. L'influx bioélectrique reprend dès lors son chemin. La nature étant économe et recyclant volontiers, les neurohormones sont alors soit évacuées, après leur utilisation par des enzymes, soit au contraire stockées pour resservir.

Chaque neurone produit ainsi plusieurs neurohormones, dont la nature dépend du type d'information à acheminer. La science en connaît quelques dizaines, et de nouvelles variétés sont sans cesse découvertes. Cependant, certaines sont plus importantes que d'autres. C'est notamment le cas de la dopamine et de la sérotonine, qui participent tant au contrôle des émotions qu'à la régulation de nombreuses fonctions biologiques. En simplifiant, la première accélère le transfert de l'information et mobilise les fonctions afférentes, tandis que la seconde agit comme un frein.

Un stress, en influant sur la sécrétion des neurohormones, peut, s'il se prolonge, provoquer des états latents d'angoisse, d'anxiété, de déprime, voire conduire à de véritables dépressions, autant de perturbations psychiques ou physiques qui expliquent le grand succès des médicaments « à usage psychotrope ». Ces substances modifient en effet l'équilibre neurohormonal du cerveau, corrigeant aussi bien nos états d'âme que les troubles fonctionnels qui y sont liés. Mais, nous le verrons, on ne modifie pas impunément les réglages d'une si délicate machine.

Notre cerveau sécrète également ces véritables petites merveilles que sont les endorphines, neuropeptides qui ont un effet semblable à celui de la morphine, et qui nous font un bien fou : elles sont anxiolytiques, euphorisantes et analgésiques. Un rêve. Et qui le serait encore plus si nous pouvions les fabriquer à la demande... En fait, nous en produisons surtout lors des états de stress, dans la phase d'adaptation.

Ce sont elles qui permettent à la maman de continuer à courir pour rattraper son petit garçon, et cela même si elle vient de se fouler la cheville. Ce sont elles qui permettent au marathonien épuisé d'oublier sa fatigue pour terminer la course. Ce sont elles qui permettent aux « accros » du travail de ressentir une exaltation plus forte que la fatigue lors de l'étude nocturne d'une pile de dossiers. Mais attention : si, contrairement aux morphines non endogènes, les endorphines ne provoquent pas de réelle accoutumance, elles n'en ont pas moins des effets pervers. Elles masquent la fatigue inhérente à une prolongation exagérée de la phase d'adaptation. C'est pourquoi certaines personnes se retrouvent soudainement épuisées. En outre, les personnes soumises régulièrement à de fortes sécrétions d'endorphines et qui arrêtent brutalement, comme un adepte du jogging qui ne peut plus courir à cause d'une entorse, plongent souvent dans la dépression.

Cependant, la nature étant très magnanime, elle a doté les endorphines d'un atout intéressant : nous les sécrétons également lorsque nous faisons du sport et surtout lorsque nous nous mettons en état de relaxation. Ainsi, si les drogués du stress pratiquaient ces deux disciplines, ils retrouveraient l'effet euphorisant et anxiolytique des endorphines sans courir le risque de subir, à retardement, les effets nocifs de l'excès de stress.

STRESS ET IMMUNITÉ

Reste à savoir comment le stress peut affecter le système immunitaire ?

Nouveau zoom avant dans l'infiniment petit : le système immunitaire se compare à une armée, appliquant certaines stratégies et disposant de postes de commandement, de soldats dévoués et, bien sûr, d'un service de transmissions.

En première ligne se trouvent les macrophages. Ces cellules jouent le rôle d'éboueurs de l'organisme, qu'elles débarrassent de tous les intrus, sans les distinguer les uns des autres. Comme des douaniers postés aux frontières, elles guettent les corps étrangers mais, infiniment plus cruelles, les liquident dès qu'ils apparaissent. Il s'agit de l'« immunité naturelle non spécifique ». Cependant, parfois, des agents ennemis particulièrement doués traversent cette première ligne.

Un mécanisme plus complexe se met alors en route. Il porte le nom d'« immunité acquise », parce que ce système se construit au fil des rencontres. Cette nouvelle guerre se déroule en trois phases. Première rencontre : assaillants et défenseurs se font face. Les premiers portent des antigènes, les seconds des anticorps. A chaque antigène correspond un anticorps spécifique. Ces derniers sont synthétisés par certains globules blancs, les lymphocytes. A la première rencontre, les intrus sont identifiés (comme dans un service de police) et les anticorps appropriés sont produits. Mais, pour cela, il faut un certain laps de temps, pendant lequel la maladie se développe avant de guérir spontanément quand les substances nécessaires auront été fabriquées. Et, quand les mêmes agresseurs reviendront, les globules blancs disposeront d'une fiche de renseignements qui leur permettra de savoir immédiatement quels anticorps créer pour liquider l'intrus. L'infection n'a même plus le temps de s'installer. C'est pourquoi certaines maladies, comme la rougeole, ne s'attrapent qu'une fois.

Au sein de l'armée des lymphocytes, chaque combattant possède son rôle : certains conservent les fiches signalétiques, d'autres sécrètent les anticorps, d'autres encore appellent les armées de réserve à la rescousse ou, au contraire, mettent fin aux hostilités quand l'infection a été jugulée. Des lymphocytes particuliers, enfin, détruisent les cellules folles que nous produisons chaque jour – et qui ne sont en fait qu'un banal déchet de la reproduction cellulaire.

Tout ce petit monde est tenu sans cesse informé du déroulement des opérations par des messagers qui ne sont autres que... les neurohormones ! Nous voici donc revenus au point de départ : le stress, en variant la sécrétion des hormones et des neurohormones, affecte les réponses immunitaires quand il est excessivement intense ou prolongé. L'adrénaline, par exemple, que nous sécrétons au moindre choc, accentue l'activité des lymphocytes T suppresseurs, ceux-là mêmes qui sont chargés de mettre fin au conflit lorsque l'ennemi est en déroute. Lorsque les décharges d'adrénaline sont trop fortes ou trop rapprochées, ces lymphocytes brandissent le drapeau blanc de façon prématurée, laissant l'infection s'installer. Ceci explique le rhume du lundi matin ou l'angine du retour de vacances, l'herpès survenant après une scène de ménage ou la tumeur se développant à la suite de la perte d'un être cher.

LE BRUIT, PREMIÈRE SOURCE DE STRESS

Notre corps et notre psychisme sont sans cesse agités d'orages, qui assurent notre adaptation aux sollicitations extérieures. Si l'on considère que la vie est mouvement, tout cela semble normal, du moins tant que nous ne sommes pas dépassés par les événements. Or, la vie moderne, en particulier en ville, nous entraîne dans des spirales de pressions croissantes auxquelles nos archaïques moyens de défense ne nous permettent plus d'échapper. Force est alors de recourir au pire : supporter !

Premier fléau : le bruit. Dans les sondages, il représente la première plainte concernant l'environnement. Il est également la cause principale de maladies socioprofessionnelles, et provoque au moins 70 000 accidents du travail par an. Les consultations médicales sont beaucoup plus nombreuses en zone bruyante qu'en zone calme. Le bruit, outre qu'il affecte directement les cellules de l'appareil auditif – au point d'y causer parfois des dommages irrémédiables –, est ressenti comme une forme d'agression psychique et une source de fatigue. Une exposition régulière à plus de 65 décibels, huit heures par jour, entraîne des perturbations de l'équilibre hormonal, qui peuvent aboutir à de véritables pathologies : troubles psychosomatiques courants (migraines, problèmes digestifs, augmentation de la pression artérielle et du taux de cholestérol sanguin, irritabilité, anxiété...), parfois dépression. Au-delà de 85 décibels, ces maux sont encore amplifiés.

Pourtant, nous nous habituons au bruit. Ceux qui vivent dans un environnement très sonore en témoignent : à leur installation, voitures, avions, trains, métros, qui passent au-dessus ou au-dessous de leur chambre, les réveillent. Puis, après quelques semaines, ils cessent de les entendre et continuent à dormir. C'est peut-être à ce moment que le pouvoir pathogène du bruit devient maximum : le cerveau, quoique en état de sommeil, perçoit les vibrations sonores – qui ne laissent aucun souvenir au réveil. On se réveille fatigué, sans en savoir la cause.

L'être humain est capable de s'habituer aux sons dès la vie intra-utérine. Deux scientifiques japonais, les docteurs Ando et Hattori, ont ainsi démontré que des bébés dont les mères avaient habité près de l'aéroport d'Osaka se calmaient après la naissance quand ils entendaient des avions. Et, lorsqu'on connaît l'importance de l'imprégnation sensorielle à cet âge de la vie...

Dans la capacité de supporter un bruit, élevé ou non, intervient également une importante composante psychologique. Un mélomane écoutera avec plaisir la Callas jusqu'à 90 décibels, alors que les 70 décibels de la tondeuse de son voisin lui seront insupportables. Au Centre de recherches et d'études sur l'espace sonore de l'école d'architecture de Grenoble, architectes, ethnologues, acousticiens ont étudié ces phénomènes. Ils rapportent ainsi l'histoire d'un homme qui se plaignait du bruit causé par un atelier mécanique, mitoyen de son jardin. Les spécialistes envoyés sur place pour mesurer la nuisance objective furent ébahis en découvrant que le vrombissement des machines était couvert par le chant des oiseaux ! Mais ces derniers ne gênaient pas notre homme.

Cette dimension psychologique semble moduler les effets pathologiques du bruit, un niveau sonore élevé mais agréable étant mieux toléré que s'il est perçu comme désagréable. Il reste qu'au-delà d'un certain seuil et surtout d'une certaine fréquence d'exposition (65 décibels pendant huit heures par jour) les dégâts sont inévitables.

UN AUTRE ENNEMI SOURNOIS : LA POLLUTION

Toutes les pollutions (gaz, odeurs, eau...), en agressant nos organismes, accentuent leur vulnérabilité au stress. L'un des plus nocifs de ces polluants est aussi le plus discret : les ondes électromagnétiques, aux influences récemment mises en évidence par deux médecins, Suzanne et Pierre Déoux [1]. Ces ondes, que ne perçoivent pas nos sens, endommagent notre corps qui se comporte avec elles comme une véritable « carte électromagnétique », gardant la trace des impacts qu'elle subit – et dont l'accumulation finit par être néfaste.

Et le corps est terriblement exposé, car il n'existe guère de protection : si un champ électrique est arrêté par une simple cloison, les ondes électromagnétiques traversent, elles, tous les matériaux. Elles ont envahi les habitations. Nous dormons souvent dans des pièces encombrées d'appareils : télévisions, chaîne hi-fi, ordinateurs, réveils électriques... Les amas de fils, cachés derrière les meubles, sont eux-mêmes émetteurs. Mais ce sont les personnes qui vivent auprès des centrales électriques et des transformateurs, ou au-dessous des lignes à haute et très haute tension, qui sont les plus exposées.

Si la manière dont cette pollution nous affecte est encore débattue, il semble qu'elle inhibe la production de mélatonine, l'une des hormones qui régulent notamment la synchronisation de nos cycles biologiques. Aussi, c'est

1. Ils ont publié leurs travaux dans *L'Écologie c'est la santé*, Frison-Roche, 1998.

toute l'harmonie de notre système hormonal qui se trouve perturbée, entraînant les effets dont nous avons déjà parlé.

DU STRESS DANS NOS ASSIETTES : L'ALIMENTATION

Parce qu'elle est quotidienne, l'alimentation est source d'équilibre et de déséquilibre. Mais, parce que la pollution alimentaire relève de choix personnels, il est facile d'y échapper.

Il suffit pour cela de revenir aux règles simples de la vie saine : manger régulièrement, en quantité raisonnable, des aliments variés et de bonne qualité, afin de ne jamais manquer de nutriments essentiels (voir chapitre 6). Les innombrables femmes qui, obnubilées par la minceur, vont de régime en régime – reprenant toujours les kilos qu'elles ont perdus, voire davantage ! – font subir à leur organisme un stress répétitif qui, à la longue, perturbe en profondeur leur équilibre biologique et biochimique. Il en est de même pour ceux qui mangent n'importe quoi et de manière tellement excessive que leur corps accumule les graisses – un stress nutritionnel beaucoup plus fréquent qu'on ne le croit. A ces mauvaises habitudes s'ajoute le fait que nous déjeunons souvent rapidement, dans un environnement bruyant. Aussi n'éprouvons-nous plus de plaisir, ne sommes-nous plus « présents à nous-mêmes » en ces moments clés. Le docteur Gérard Apfeldorfer, psychiatre spécialiste des troubles du comportement alimentaire, écrit à ce sujet : « Manger est un acte magique. Une substance qui, au départ, nous est étrangère, va, par une complexe alchimie, faire partie de nous. Devenir nous. Digérer, c'est transformer le non-soi en soi. Acte intime s'il en est [1] ! »

1. Auteur, entre autres, d'un *Traité de l'alimentation et du corps*, Flammarion, 1994.

LE MONDE LE PLUS STRESSANT : CELUI DU TRAVAIL

De l'avis général, c'est dans cet univers que nous subissons le plus de pressions : course contre la montre, obligation de performance, préoccupations liées au pouvoir (qu'on le subisse ou qu'on l'exerce), peur du chômage... Sans parler de la promiscuité souvent exagérée dans des locaux trop étroits et des relations avec des collègues souvent à ménager. « La souffrance au travail a augmenté, explique le docteur Christophe Dejours, psychiatre, directeur du laboratoire de psychodynamique du travail au Conservatoire national des arts et métiers [1]. Nous constatons de nouvelles formes de maladies mentales, des problèmes cognitifs, liés à la mémoire, des troubles du cours de la pensée et du jugement. Des salariés d'une trentaine d'années deviennent incapables de fixer des faits récents et de fonctionner sans Post-it. Les troubles les plus graves peuvent aller jusqu'à la perplexité anxieuse. » Ces constatations ont fait l'objet de communications en juin 1998, à Strasbourg, dans un congrès réunissant plus de 6 000 médecins du travail qui ont dénoncé l'augmentation du stress professionnel.

Éric Albert, créateur de l'Institut français de l'anxiété et du stress, explique quant à lui : « Aujourd'hui, un cadre est interrompu en moyenne toutes les sept minutes. Au bout de la dixième interruption, il a le sentiment de n'avoir aucune prise sur sa journée [2]. »

Il met également l'accent sur un paradoxe : nous vivons de plus en plus vieux, dans des conditions sans cesse améliorées, mais le travail nous ramène en arrière inexorablement. « Nous sommes, à cinquante ans, dans la condition physique qui était celle de nos parents à quarante. Mais, dans notre conception du travail, nous sommes, à cinquante

---

1. In *Enjeux*/Les Échos, n° 145, mars 1999.
2. In *Enjeux*/Les Échos, *op. cit.*

ans, dans l'état d'esprit qu'ils avaient à soixante ! Ce vieillissement prématuré place les individus dans un processus de surinvestissement entre trente et quarante ans. Après dix ans d'un tel régime, ils sont totalement désinvestis des autres champs de vie et d'une fragilité affective extrême. »

Cela entraîne démotivation, absentéisme, inadaptation au changement. Il a été possible de chiffrer le coût de ce stress. Et celui-ci est élevé ! Aux États-Unis, il atteint deux cents milliards de dollars par an pour le seul secteur privé. Aussi les grandes entreprises sont-elles de plus en plus nombreuses à faire des « audits de stress », afin de comprendre quels sont les principaux facteurs de stress et comment les éviter. C'est ainsi qu'après les stages de marche sur le feu ou de saut à l'élastique, destinés à augmenter la créativité, la motivation et la pugnacité des cadres, les sociétés proposent aujourd'hui des séances de relaxation, de massage, de yoga, de sophrologie – prises sur le temps de travail –, destinées à faire retomber la pression !

UNE SOURCE DE STRESS PLUS INTIME : NOS PROPRES ÉMOTIONS

Nous y voilà ! Que peut-il y avoir de commun entre un bruit régulier et pénétrant, un collègue de travail insupportable, des repas quotidiens pris hâtivement, la mauvaise nouvelle que l'on apprend brutalement au téléphone, l'accident que l'on évite de justesse ? L'impact qu'ils ont sur l'équilibre émotionnel : en effet, c'est en nous mettant dans un état de colère, de peur, de dégoût, de tristesse... que ces événements nous affectent le plus.

Mais les émotions négatives ne sont pas seules à nous déstabiliser : les émotions positives, les moments qui nous procurent une joie brutale et violente, créent aussi en nous de forts orages hormonaux. La différence tient au fait qu'il est plus aisé d'accepter un événement heureux que malheureux, et donc d'en supporter les effets.

LES ÉCHELLES D'ÉVALUATION

Les deux chercheurs américains Holmes et Rahe, à l'origine de la première échelle du stress, ont ainsi considéré certaines grandes joies comme égales aux plus grandes douleurs. Mise au point en 1967, cette « échelle d'ajustement social » est encore très utilisée, même si le nombre de points attribués à chaque événement est régulièrement révisé – un tel travail est en cours au laboratoire de psychologie environnementale du CNRS.

Voulez-vous faire le point sur votre vie ? Lisez la liste ci-dessous, et cochez ce qui vous est arrivé au cours des douze derniers mois.

Faites à présent le total des points. Pour 300 et au-delà, les stress se sont accumulés et les risques supplémentaires de somatisation sont élevés : par rapport à un individu normal, vous avez 80 % de « chances » supplémentaires (ou de « sur-risque ») de développer une maladie sérieuse dans les deux ans. Entre 200 et 299, le stress est moyen, et le sur-risque de développer une maladie bénigne dans les deux ans est d'environ 50 %. Entre 150 et 199, il est d'environ 35 %. En dessous de 150, il est encore plus réduit.

Cependant, il faut s'abstenir de considérer cet outil d'évaluation statistique comme un test individuel, semblable à ceux que proposent les magazines. Les résultats n'ont qu'une valeur de norme, et comme toute norme, constituent une moyenne qui n'est, en aucun cas, révélatrice de votre capacité d'adaptation.

Car l'échelle d'Holmes et Rahe – même si elle a le mérite de nous faire prendre conscience du stress que nous subissons sans vraiment nous en rendre compte – n'intègre pas une donnée pourtant essentielle : la dimension subjective, dont nous avons parlé plus haut. Vous pouvez être plus affecté par le départ de votre enfant que par votre mise à la retraite, même si cela ne correspond pas à la moyenne.

Mort du conjoint	100
Divorce	73
Séparation	65
Prison	63
Mort d'un parent proche	63
Blessures ou maladies personnelles	53
Mariage	50
Démission ou renvoi du travail	45
Réconciliation conjugale	45
Retraite	45
Modification de l'état de santé d'un membre de la famille	44
Grossesse	40
Difficultés sexuelles	39
Arrivée d'un nouveau membre dans la famille	39
Nouvelle orientation professionnelle	39
Changement dans la situation financière	38
Mort d'un ami proche	37
Modification du type de travail	36
Modification de la fréquence des querelles avec le conjoint	35
Emprunt important	31
Obligation de paiement inattendue	30
Responsabilité modifiée dans le travail	29
Départ d'un enfant du foyer	29
Difficultés avec les parents	29
Succès personnels extraordinaires	28
Conjoint cessant de travailler ou reprenant le travail	26
Début ou fin d'école	26
Changement dans les conditions de vie	25
Changement d'un point de vue personnel	24
Difficultés avec le patron	23
Changement de l'horaire ou des conditions de travail	20
Changement de domicile	20
Changement dans l'école ou la formation	20
Formes de vacances modifiées	20
Changement dans les activités religieuses	19
Changement dans les activités sociales	18
Emprunt raisonnable	17
Changement dans les habitudes de sommeil	16
Fréquence modifiée des réunions de famille	15
Changement des habitudes alimentaires	13
Vacances	13
Violation mineure de la loi	11

C'est pourquoi les psychologues utilisent aujourd'hui la « double évaluation », mise au point par Lazarus en 1966. Cette échelle permet d'évaluer, en plus des événements de vie « objectifs », la menace que représente pour le sujet, en fonction de sa personnalité, et ses capacités à faire face, chaque type de stress. Elle prend donc en compte l'importance de la dimension émotionnelle dans l'impact du stress.

ÉMOTIONS OU SENTIMENTS ?

Nos émotions donnent du relief à notre quotidien, mais nous perturbent parfois profondément. « Pourtant, sans émotions, nous serions des machines et notre existence serait grise », explique le psychiatre et éthologue Boris Cyrulnik.

Le Petit Larousse donne de l'émotion cette définition : « Réaction affective intense s'accompagnant de modifications neurovégétatives. » Dans un autre dictionnaire, il est possible de lire : « Trouble ou agitation passagère, ou état affectif intense, caractérisé par une brusque perturbation physique et mentale. » Les psychologues éprouvent, quant à eux, de réelles difficultés à établir une frontière entre humeurs, émotions et sentiments. C'est pourquoi ils ont fini par définir les unes et les autres en fonction de leur intensité et de leur durée.

Ainsi, une émotion se définit comme un surgissement d'humeur soudain et temporaire, avec un début et une fin, et qui peut varier considérablement en intensité. Il y a une considérable différence entre une petite frayeur et une véritable panique, mais ce sont deux manifestations de la peur. Il y a peu en commun entre une petite irritation et une rage folle, mais toutes deux expriment la colère.

Peur, colère, tristesse, joie, dégoût, surprise sont les six grandes émotions qu'ils ont répertoriées. Certains y ajoutent la honte et la culpabilité, mais celles-ci varient selon les contextes socioculturels. Ainsi, la culpabilité, très présente dans nos sociétés judéo-chrétiennes – où elle est l'un des piliers cachés de l'éducation –, est pratiquement absente dans certaines tribus d'Afrique ou d'Australie.

Les émotions renvoient elles-mêmes à deux sensations « primaires » : plaisir ou déplaisir, souvent associées – selon le professeur Laborit – à la punition et à la récompense. Elles sont enfin intimement liées à notre capacité de résistance et d'adaptation au stress. Elles constituent la première sonnette d'alarme.

Seulement, voilà : en société, nous avons appris à ne pas les manifester ouvertement, à ne pas exploser de chagrin, excepté dans certains cas de deuil « socialement corrects ». Il est tout aussi inconvenant et puéril de laisser jaillir sa joie, sauf lors de certaines grandes messes collectives, comme celle qui suivit la victoire de la France à la Coupe du monde de football de 1998. Nous sommes donc partagés entre une pulsion archaïque fondamentale et un interdit social. Selon les individus, leur éducation ou leur « tempérament », cette tension est plus ou moins intense.

ÉMOTIONS MASCULINES, ÉMOTIONS FÉMININES

Les émotions sont aussi marquées par le sexe, ainsi que le souligne le psychiatre Alain Braconnier : « Dès les premiers mois, les garçons sont plus coléreux et plus difficiles à consoler. Les filles sont émotionnellement plus stables, expriment et communiquent davantage [1]. »

Les premiers seraient-ils plus émotifs que les secondes, mieux aptes à ressentir et à éprouver ? « Non, répond le psychiatre. Mais les parents changent inconsciemment d'attitude selon le sexe de leur enfant. Résultat : à l'âge adulte, les hommes ont tendance à fuir dans l'action pour camoufler artificiellement leur mal-être, et à rejeter volontiers sur

1. In *Le Sexe des émotions*, Odile Jacob, 1996.

l'autre la responsabilité de leurs problèmes. A l'inverse, les femmes osent parler de ce qu'elles ressentent et montrer leurs émotions négatives, comme l'anxiété et la tristesse. » Virilité et solidité pour les uns, fragilité et délicatesse pour les autres : telles sont les apparences que nous devons avoir en société, même si notre réalité intérieure est autre.

Devons-nous, dès lors, nous guérir de notre éducation ? Pas forcément, tant que celle-ci nous aide à vivre et à nous adapter. Mais si elle est source de mal-être et complique à l'excès nos relations, il faut changer, modifier ses réactions. Le recours à des techniques « coups de pouce » peut se révéler indispensable, du moins dans un premier temps.

LA QUÊTE DU BONHEUR : UN MYTHE ?

Ces émotions, à la fois perturbantes et indispensables, posent de grandes interrogations. Certains se sont même demandé si elles étaient indispensables et si, par la connaissance de leurs mécanismes, il était possible de les supprimer. Dans *La source du bonheur est dans notre cerveau* [1], Christian Boiron explore une piste que lui ont suggérée les travaux du professeur Laborit – encore lui. Pour cela, il s'appuie sur les recherches de Jacques et Fanny Fradin, qui ont tenté de mettre en application les théories du chercheur [2].

Rappelez-vous nos trois cerveaux : les disharmonies entre eux seraient à l'origine de nombreux stress. Christian Boiron en donne un exemple : en feuilletant un magazine, une jeune femme – appelons-la Françoise – découvre la publicité d'un produit amaigrissant présenté comme « miraculeux ». Sans qu'elle en ait conscience, son cerveau lim-

1. Albin Michel, 1998.
2. Ils ont fondé l'Institut de médecine environnementale, 157, rue de Grenelle, 75007 Paris.

bique (le second étage) se met à fonctionner conformément aux automatismes qu'il a acquis. Cela peut se traduire ainsi : « Je suis trop grosse, je devrais essayer. Mais ça ne marche jamais. Je ferais mieux de me mettre vraiment au régime, mais je n'arrive jamais à tenir assez longtemps. En fait, je n'ai aucune volonté. D'ailleurs je suis nulle, c'est pour cela que je me retrouve toujours toute seule... »

Cependant, sa pensée « corticale » (qui se forme au troisième étage) ne peut admettre ces cheminements souterrains. Si Françoise a parfois du mal à s'accepter, elle sait cependant qu'elle n'est pas obèse, que les produits amaigrissants sont rarement efficaces, qu'elle est estimable et qu'elle possède des amis fidèles. Il y a désaccord entre son cortex et son cerveau limbique, ce dernier produisant des idées reçues non conformes à la réalité objective, le premier analysant la situation avec une certaine objectivité. Une tension s'installe, qui se manifeste par une émotion, laquelle engendre un stress. C'est ce type d'enchaînement qui produit, à terme, une anxiété, puis un mal-être, et peut-être une maladie.

Nous construirions ainsi notre malheur malgré nous, heure après heure, jour après jour, labourant et relabourant un terreau psychique duquel resurgissent toujours nos croyances négatives. « Le bonheur est notre nature profonde, écrit Christian Boiron. C'est ce qui demeure lorsqu'on a mis fin aux croyances pathogènes qui empêchent l'harmonie entre les trois cerveaux. Le plaisir est un guide qui permet à l'homme de survivre. Le bonheur est un guide qui permet à l'homme de s'accomplir. Le plaisir est commun à toutes les espèces animales, le bonheur est le propre de l'homme. »

« [Passant] du réflexe à la réflexion », nous devrions considérer nos émotions comme un signal de danger : risque de rompre une cohérence interne, d'accroître un stress, de laisser un mal-être s'installer. Certes. Mais les émotions positives, telle la joie ressentie en écoutant une cantate de Bach, la jubilation qui naît devant une toile de

Monet ou du Titien, seraient-elles nuisibles ? Gardons-nous également de toute généralisation abusive, même si l'analyse de Christian Boiron donne des armes contre certaines agressions de la vie quotidienne.

QUAND LE STRESS NOUS FAIT MAL

Reste que le trop-plein émotionnel, si nous ne savons ni l'éviter, ni l'évacuer, provoque des stress ravageurs qui grignotent, lentement mais sûrement, notre santé. Ils conduisent au mal-être, puis à la maladie, et leur vecteur est l'anxiété. Dans le *Larousse médical*, celle-ci est décrite comme le « sentiment pénible d'un danger imminent et mal définissable ». C'est exactement l'état dans lequel nous plonge une situation durablement stressante. Nous éprouvons un sentiment d'insécurité diffus, vague, qui, souvent, n'est pas provoqué par un fait particulier. Ainsi, dès le réveil, les ailes de cet oiseau de malheur nous enveloppent, comme s'il était déjà là, tapi dans l'ombre de la nuit qui s'achève. La conscience a tôt fait de découvrir une raison objective à cet état latent et de reprendre, là où elle l'avait laissé la veille, le film de nos ennuis et de nos difficultés à venir.

DE L'ANXIÉTÉ A L'ANGOISSE

L'anxiété passagère, quant à elle, est un état mental normal, car elle est liée à un problème particulier. Véritable moteur, elle nous pousse en avant, stimule la créativité, augmente nos capacités physiques et mentales, mobilise notre énergie. Nous avons dit que le stress est le moteur de la vie. Il l'est effectivement, par l'intermédiaire de cette anxiété non pathologique.

Lorsqu'elle est violente et brutale, elle amplifie les réactions physiques et mentales : les idées se brouillent, les mains deviennent moites, la bouche s'assèche, une boule s'installe dans la gorge, la respiration devient irrégulière... Chacun s'efforce alors de mettre en œuvre une stratégie « d'évitement ». Ainsi, avant une entrevue professionnelle qu'il redoute parce qu'en dépend son avenir, untel ira courir une heure. Tel autre, lui, rangera dix fois son bureau selon un rituel bien établi, vérifiant sans cesse la place de chaque objet. Une troisième personne s'achètera un tailleur neuf. Une quatrième prendra un petit déjeuner beaucoup plus copieux que d'habitude. Autant d'attitudes destinées à chasser la tension physique, à occuper l'esprit, à mettre un écran passager entre soi et l'anxiété.

Cependant, lorsque cette dernière se transforme en état pathologique, elle devient diffuse, se déconnecte de la réalité, prend le statut d'un état d'être permanent – ce que les spécialistes appellent « troubles anxieux ». Les rituels habituels n'ont plus d'effet. Le sujet projette son anxiété sur un événement à venir, quel qu'il soit. L'anxiété peut alors devenir véritable angoisse, avec des crises intenses qui ne sont plus de simples troubles passagers.

L'excès d'anxiété se manifeste également par ce que les psychiatres appellent les troubles obsessionnels compulsifs, les « TOC ». Ceux-ci ne sont finalement que l'installation chronique des stratégies d'évitement dont nous parlions plus haut.

DE LA DÉPRIME A LA DÉPRESSION

Il ne faut pas confondre le cercle vicieux d'« anxiété/angoisse », avec celui de « déprime/dépression ». Là où le premier signale un trop-plein de tension et une énergie bloquée, le second est l'expression d'un vide, d'un manque. Chacun connaît de courts moments de déprime, lorsqu'il est confronté à un événement précis ou même, parfois, sans raisons apparentes – celles-ci étant cachées au fond de l'inconscient. Dans la déprime, la personne est triste, pleure facilement. Elle « se sent » mal, mais elle se sent !

La dépression vraie, elle, plonge le malade dans un monde qui a perdu tout intérêt. Le dépressif est bloqué dans l'expression de ses émotions et de ses sentiments au point de ne plus les sentir. Il cesse d'avoir le désir d'agir, d'entreprendre, le plaisir perd tout sens à ses yeux. Manger, lire, regarder un film... deviennent des corvées. Mais son mental reste actif. Le dépressif passe son temps à s'auto-dévaluer : il n'est bon à rien, ne peut pas réussir, dans tous les domaines. L'état dépressif est l'antichambre des idées suicidaires qui, fort heureusement, sont peu suivies d'un passage à l'acte. Lorsque la dépression s'est s'installée et s'est aggravée, entre en scène un nouvel acteur : la culpabilité. On se sent coupable de démissionner face à la vie. Et l'on se punit en retournant contre soi toutes les pulsions violentes impossibles à extérioriser.

90 à 95 % de ces affections appartiennent à la catégorie des « dépressions réactionnelles », c'est-à-dire des dépressions que l'individu a construites en réaction à un environnement stressant. Les 5 à 10 % qui restent sont de véritables troubles dus à une anomalie hormonale ou moléculaire, qui relèvent d'un traitement psychiatrique.

LES MALADIES PSYCHOSOMATIQUES

Anxiété, angoisse, déprime, dépression sont donc des réponses spécifiques à d'excessives sollicitations extérieures. Angoisse et anxiété, déprime et dépression, doivent être soignées de manière différente, qu'il s'agisse tant du travail intérieur de compréhension et de changement, que de l'accompagnement thérapeutique – médecine, allopathique ou « douce », d'inspiration moderne ou traditionnelle.

Ces troubles psychiques finissent, parfois, par créer des maladies dont le psychanalyste Jacques Lacan disait qu'elles sont « des lettres matérialisées dans la chair, des hiéroglyphes ». Il suivait la pensée de Groddeck, qui écrivait dans *Le Livre du ça* : « Quand ça ne passe pas par la bouche, il faut bien que ça passe par ailleurs [1]. » « Ça », c'est la souffrance morale, psychique, émotionnelle, le mal-être provoqué par l'accumulation des stress et l'incapacité à les gérer, lorsqu'on se sent dépassé par la charge.

« Il n'existe pas de frontière entre psyché et soma, explique pour sa part François-Jean Paul-Cavalier, psychothérapeute. La matière devient énergie et l'énergie matière. Les impasses psychiques, énergétiques, aboutissent tout naturellement à des maladies somatiques. Aussi la guérison n'est-elle pas forcément celle du corps. Mon travail est d'apprendre au patient qu'il peut trouver une autre réponse à son problème que la maladie [2]. »

Ainsi la maladie d'origine psychosomatique serait une mauvaise réponse à une bonne question, le plus souvent posée par l'excès de stress. Le plus bel exemple de ces interactions nous a été donné dans un roman intitulé *Mars* [3]. L'auteur, qui signe du pseudonyme de Fritz Zorn, était un jeune Suisse issu de la bourgeoisie. Il commence ainsi son récit : « Je suis jeune, riche et cultivé. Et je suis malheureux, névrosé et seul. [...] J'ai reçu une éducation bourgeoise et j'ai été sage toute ma vie. Ma famille est passablement dégénérée, et c'est pourquoi j'ai sans doute une lourde hérédité, et je suis abîmé par mon milieu. Naturellement, j'ai aussi le cancer, ce qui va de soi si l'on en juge d'après ce que je viens de dire. »

Avec ironie, détachement et lucidité, Zorn explique que chaque membre de sa famille se bat pour maintenir, à n'importe quel prix, une fictive harmonie. Dans cet univers feutré, coupé des réalités extérieures, on manifeste le moins d'émotion possible, chacun prend sur soi. Mais lorsque Fritz est confronté à ce monde extérieur qu'on lui

1. Gallimard, 1973.
2. In *Psychologies*, n° 52, mars 1988.
3. Coll. « Folio », Gallimard, 1988.

a appris à fuir, la pression est trop grande, le stress trop fort. Il sombre dans la dépression. « La question du cancer se présente d'une double manière, écrit-il. D'une part, c'est une maladie du corps dont je mourrai prochainement, mais peut-être puis-je la vaincre et survivre. D'autre part, c'est une maladie de l'âme dont je ne puis dire qu'une chose : c'est une chance qu'elle se soit enfin déclarée. » Zorn est décédé avant la publication de son livre. Le succès qu'il a remporté ne l'a donc pas aidé dans sa lutte. Mais il avait compris l'essentiel : les maladies sont souvent des messages, et des réponses à des états de tension intérieure. Certes, le cas de l'écrivain est extrême. Mais le processus est toujours le même : le fonctionnement infiniment subtil et complexe de notre corps est affecté par nos réactions d'adaptation au stress. L'harmonie interne est rompue.

Lorsqu'une maladie se déclare, qu'il s'agisse d'un petit rhume ou d'un ulcère perforé, il est certes possible d'invoquer des raisons fonctionnelles : si mon nez coule, c'est qu'un germe a élu domicile sur ma muqueuse nasale ; si mon estomac me brûle, c'est dû à un excès de sucs gastriques associé à un microbe... Mais quelle faiblesse a permis aux agents infectieux de prospérer ? Quelle est l'origine de l'hyperacidité gastrique ? Dans nombre de cas, un interrogatoire méthodique dévoilera dans la vie du sujet un événement violent, des relations difficiles, un rythme de vie déséquilibré. Des stress !

LES PATHOLOGIES DU STRESS

Certaines maladies sont, plus que d'autres, accentuées par les états de stress. Elles sont liées à des déséquilibres hormonaux (hypercholestérolémie, problèmes de poids, états prédiabétiques...), à un dysfonctionnement du système immunitaire (infections, ponctuelles ou chroniques, allergies...) ou à une rupture de l'harmonie entre les systèmes nerveux sympathique, qui mobilise les fonctions vitales, et parasympathique, qui les freine (aboutissant à l'hypertension artérielle, aux palpitations, maux de tête, troubles du transit...).

Sans oublier tous les problèmes liés au vieillissement accéléré des cellules de l'organisme. En effet, dans chacune de nos cellules se cache une sorte de moteur biologique chargé de muer en énergie directement utilisable l'oxygène absorbé par la respiration, et diffusé partout grâce au sang. Au cours de cette transformation naissent des « radicaux libres », molécules un peu « folles » porteuses d'un électron célibataire. Or, pour la nature, les électrons doivent toujours aller par paire. Le radical libre, une fois lâché dans l'organisme, n'aura de cesse de réparer cette anomalie, soit en « volant » quelque part l'électron qui lui manque, soit en donnant de force le sien à une autre molécule. Dans un cas comme dans l'autre, cela aboutira à la formation d'un nouveau radical libre porteur d'un électron célibataire, lequel cherchera vite à se « marier », et ainsi de suite... C'est par ce mécanisme que le radical libre abîme nos cellules. Il détériore les membranes lipidiques qui deviennent plus dures, moins perméables, ce qui perturbe leur activité d'échange métabolique. Il pénètre dans la cellule et agresse le noyau porteur du message ADN. Chaque opération n'est pas, en elle-même, dangereuse. Mais leur accumulation finit par avoir des effets néfastes sur la peau, les organes, le système immunitaire... Si un radical libre ne vit que quelques millièmes de secondes, nous en produisons parfois des milliards à chaque seconde.

Le vieillissement général de l'organisme s'accélère.

Notre organisme est équipé d'un système de protection contre les radicaux libres. C'est notamment le rôle des vitamines A, C et E. Mais parfois, le système est dépassé. C'est le cas lorsque nous séjournons très longtemps en haute montagne à cause de l'ionisation importante de l'air ; c'est le cas également dans les états de stress prolongés. A lui seul, par les modifications biochimiques qu'il induit dans notre organisme, le stress accélère déjà la production de ces petites bombes à retardement. Mais ce n'est pas tout : souvent, les états de stress prolongés nous amènent à consommer davantage de café, de tabac, d'alcool... Or, ce sont aussi de très gros producteurs de radicaux libres. Une seule bouffée de cigarette en génère plusieurs milliards !

Tous ces éléments associés ont de quoi nous convaincre d'une chose : nous avons tout à gagner à nous protéger du stress, de toutes les manières possibles.

UN SEUL MOT D'ORDRE : AGIR !

Agir. Oui, mais comment ? Les voies sont nombreuses et variées. Une seule chose est sûre : il ne sert à rien de gommer les effets du stress sans s'attaquer à sa cause. Il est inutile de se bourrer de médicaments sans tenter de repérer les vraies causes de stress, afin de voir de quelle manière on peut s'en protéger efficacement, ou tout au moins en diminuer les effets. Catherine Sokolsky dans *Les Tranquillisants et leurs pièges*[1], explique : « Prendre un tranquillisant parce qu'on ne supporte plus son conjoint ou son travail, c'est un peu comme prendre un médicament contre la douleur si on a des chaussures trop petites. Ce n'est pas le médicament qui résoudra le problème, mais le fait de changer de chaussures. »

Cependant, pendant le temps nécessaire pour aller chez soi ou au magasin voisin chercher des nouveaux souliers, il ne sert à rien de souffrir. Cette métaphore permet de bien comprendre la spécificité des voies de guérison que nous allons vous suggérer de suivre. Les médicaments psychotropes, qui soulagent temporairement la douleur, redonnent le calme et la lucidité nécessaires pour chercher la cause des souffrances. Ils constituent une première étape parfois utile, voire indispensable. Mais à eux seuls

1. Éd. Hommes et Groupes, 1989.

ces médicaments ne résolvent rien. Le docteur Patrick Lemoine, psychiatre spécialiste du sevrage médicamenteux, le souligne : « On n'a jamais vu un anxiolytique résoudre un problème d'anxiété. » D'autres thérapies, comme l'homéopathie ou la médecine par les plantes, donnent à l'individu, à chaque moment clé, les armes nécessaires pour continuer son programme de connaissance de soi. Il peut aussi pratiquer la sophrologie ou le yoga, qui sont en elles-mêmes des méthodes d'investigation de l'être qui ouvrent le chemin vers soi-même. Chacune de ces méthodes a sa place.

COMMENT CHOISIR LA « BONNE » THÉRAPEUTIQUE ?

Cependant, un autre élément intervient dans le choix d'une thérapeutique : votre désir propre, la foi que vous placez dans une approche médicale ou un docteur. On le sait aujourd'hui : le succès de tout traitement repose en partie sur l'effet placebo, qui est en fait cette capacité que nous avons tous de guérir par nous-mêmes, de trouver les forces intérieures de la guérison, simplement parce que nous « croyons » à l'efficacité d'un produit. Ainsi, certaines personnes chassent la maladie en absorbant de l'eau distillée ou du sucre en poudre, simplement parce qu'elles croient qu'il s'agit d'un médicament efficace.

Les placebos purs sont officiellement utilisés pour l'expérimentation des nouveaux médicaments depuis l'arrêté de 1975, qui précise les modalités des essais thérapeutiques. Le plus souvent, cela se passe ainsi : un échantillon représentatif de patients souffrant des mêmes troubles est constitué et divisé en deux groupes. Le premier reçoit le nouveau traitement, le second le placebo – comprimé ou ampoule (par exemple), de même taille et de même couleur que le vrai médicament, mais ne contenant aucune substance active. Les patients ne savent pas s'ils absorbent le médicament ou non ; les médecins prescripteurs n'en sont pas davantage informés – d'où le nom de l'expérimentation, dite en « double aveugle ». Enfin, les résultats obtenus par les deux groupes sont enregistrés.

Les chiffres sont spectaculaires : les placebos font autant d'effet que les médicaments dans plus de 30 % des cas. Ce taux grimpe parfois jusqu'à 70-80 % dans certaines circonstances.

Au-delà de ces expérimentations, praticiens et pharmaciens se sont aperçus qu'un même remède avait, selon les sujets, plus ou moins d'impact. S'y surajoutent même des phénomènes de mode, qui accroissent – dans un premier temps – l'efficacité des nouveaux médicaments (du moins lorsqu'ils sont bien accueillis par le public). Puis, l'engouement diminuant, l'effet suit la même tendance pour se stabiliser, *in fine*, à un niveau inférieur à celui du lancement. Cela est dû à un effet placebo « indirect », dans lequel intervient aussi la foi en une thérapeutique et un médecin. C'est un « plus » dont il serait dommage de se passer.

« Il ne faut pas croire que cette action se produise de manière miraculeuse, sans base matérielle, précise le professeur Zarifian, psychiatre. On a par exemple démontré que dans la lutte contre la douleur, un placebo entraîne une libération naturelle d'endorphines à l'effet analgésique. » Nous possédons ainsi une véritable pharmacie naturelle, endogène, dont nous ne devons pas nous priver.

IL FAUT AVOIR CONFIANCE EN SON THÉRAPEUTE

Parmi les causes susceptibles de déclencher la production de ces substances salvatrices, tant psychiquement que physiquement, le rôle du thérapeute est prépondérant. Comme l'explique l'ethnologue François Laplantine : « Le médecin des temps modernes, qu'il en ait pris conscience ou non, doit, s'il veut soigner, posséder quelques-uns des attributs qui sont ceux du guérisseur ou du chaman. Si certains y voient une régression, j'y vois au contraire une dimension fondamentale pour l'exercice de cette profession. Et du reste, si le médecin n'est pas chaman, il est chamanisé malgré lui par les représentations qu'on projette sur lui. »

C'est ainsi qu'un soir d'hiver, dans une maternité de la région parisienne, une jeune femme d'origine malienne était hospitalisée depuis deux jours. Son accouchement, dont le terme était largement dépassé, ne se déclenchait pas naturellement. Les médecins voulurent le provoquer artificiellement et envisagèrent même une césarienne. Mais la jeune femme refusa avec énergie. Chez elle, la naissance est en effet affaire de femmes et se passe « en famille ». En France, où la parturiente était arrivée depuis peu, toute cette technologie la plongeait dans un incroyable état de stress. En plus, elle n'ignorait pas qu'en cas d'opération, elle serait rejetée par son groupe comme étant la mère qui ne sait pas faire naturellement des enfants. Les médecins étaient désemparés. Le temps pressait. C'est le mari qui, finalement, trouva la solution. Il disparut une heure et revint avec une fiole remplie d'un liquide noirâtre, extrait d'une éponge avec laquelle un marabout avait effacé des versets du Coran qu'il avait, au préalable, écrits à la craie sur un tableau noir. Après bien des hésitations, l'équipe soignante décida de laisser boire le breuvage à la future maman. Le bébé naquit dans l'heure qui suivit, sans épisiotomie et sans forceps.

Ici, l'angoisse particulièrement intense due au milieu médicalisé avait bloqué le processus naturel de l'accouchement. L'irruption de l'univers traditionnel de la jeune femme, à travers la présence symbolique du marabout représenté par la petite fiole, avait suffi pour débloquer le processus en baissant la pression.

Ainsi, le seul fait de diminuer le stress, par la suppression de sa cause, ou l'amenuisement de ses effets – en modifiant notre façon de réagir –, suffit souvent à atténuer – voire à supprimer – tous les maux qu'il entraîne, quelle que soit leur nature...

« Mieux vaut être heureux et en bonne santé que malheureux et malade », affirme le dicton. C'est un truisme, mais il nous remet en mémoire des évidences que l'on a tendance à oublier. C'est pourquoi vous pouvez adopter les nouvelles techniques antistress. Choisissez celle qui correspond au type et à l'intensité du stress que vous subissez, et qui s'harmonise avec vos croyances, votre rythme de vie. Embarquement immédiat pour une vie plus douce...

2

LES MÉDICAMENTS PSYCHOTROPES : UNE APPROCHE PLUTÔT MUSCLÉE

UNE CONSOMMATION EXCESSIVE

En 1996, un rapport sur la consommation des médicaments antidépresseurs et tranquillisants en France tombait comme un pavé dans la mare. Commandé par le ministre des Affaires sociales et de la Santé un an auparavant, il émanait de l'un des plus grands spécialistes français : Édouard Zarifian, professeur de psychiatrie et chef de service au CHU (centre hospitalier universitaire) de Caen [1]. Pendant plus d'un an, celui-ci avait étudié de près la consommation et la prescription de ces médicaments dans notre pays. Sa conclusion dressait un constat, déjà établi par des études précédentes : avec une prescription de psychotropes 4 à 5 fois supérieure à celle des autres pays européens, la France est, de loin, le plus gros consommateur de tranquillisants et d'antidépresseurs de la planète.

Quelques chiffres à titre d'exemple : près de 72 % des personnes traitées aux antidépresseurs sont des femmes. Plus de la moitié des patients interrogés en prennent depuis plus de cinq ans, et un tiers depuis dix ans. 212 millions de

1. Auteur, entre autres, des *Jardiniers de la folie*, Odile Jacob, 1994, et de *Des paradis plein la tête*, Odile Jacob, 1998.

boîtes ont été vendues en 1994 et plus de 200 000 personnes sont considérées comme complètement pharmacodépendantes. De quoi tirer la sonnette d'alarme !

Pourquoi cette boulimie ? Serions-nous plus stressés et malheureux que les autres peuples ? Rien ne le prouve. Certes, les conditions de vie actuelles – anonymat des grandes villes, chômage, peur de l'avenir – sont autant de sources de tensions diffuses mais bien réelles. Ainsi, les chômeurs consomment 57 % de médicaments en plus que la population active. Cependant, ces maux sociaux se retrouvent partout ailleurs. Mais les réponses sont différentes selon les nations. Les Français éprouvent plus que les autres une fringale chimique quand un mal-être apparaît. Peut-être notre système de protection sociale, l'un des plus performants du monde, induit-il un effet pervers : une banalisation excessive de la prise de médicament ? A l'appui de cette thèse, il faut dire que les laboratoires pharmaceutiques présentent fréquemment les antidépresseurs comme des panacées, aussi simples d'emploi que l'aspirine pour faire baisser la fièvre ou un antibiotique pour tuer un microbe. Aussi imagine-t-on volontiers que la chimie va guérir par miracle ses blessures de l'âme, de la même manière qu'un pansement cicatrisant referme les blessures du corps, et se pose-t-on de moins en moins de questions. Mais, si on accroît sa prise de psychotropes, le résultat n'est pas probant. Car se met en place un cercle vicieux : plus le prodige qui dissoudra la souffrance se fait attendre, moins celle-ci est supportable, et plus on accroît les doses de médicament. Et plus l'on retarde le moment d'explorer les racines du mal, moins on saisit le sens de sa souffrance, souvent par peur de ce qu'elle révèle de nous-mêmes et de notre rapport au monde.

Le problème qui surgit alors est double : d'une part, l'écran de fumée des psychotropes cache l'ampleur du malaise, pendant que le mal-être continue à se développer sous cette couverture anesthésiante ; d'autre part, ces médicaments enferment rapidement le consommateur régulier dans une dépendance pharmacologique, qui n'a rien à envier à la dépendance alcoolique, tabagique, voire morphinique.

Ce terrible constat est corroboré par un autre spécialiste du sujet, Jean-Luc Maxence, psychanalyste, qui dirige un centre d'aide aux toxicomanes à Paris. Dans un livre virulent, *La Défonce médicamenteuse*[1], il écrit : « Face à l'angoisse du futur, n'y aura-t-il bientôt plus qu'une seule réponse consensuelle : l'emploi exponentiel et souvent incontrôlé de substances dont la toxicité dite secondaire n'est plus à démontrer ? Pourquoi nous droguons-nous ainsi, pour un oui mal accepté, pour un non mal entendu, ou pour la tristesse chronique d'un monde déspiritualisé ? »

Il s'insurge également contre le fait que « l'abus des médicaments en France reste, selon plusieurs sources reconnues, la deuxième cause d'overdose mortelle chez les usagers de drogues, juste derrière... l'héroïne ! Le comprimé n'a pas réponse à tout. »

LES PATIENTS INFORMÉS SONT LES MEILLEURS PATIENTS

Comment sortir de cette spirale infernale ? Avant tout, informer. Le docteur Patrick Lemoine[2], psychiatre, dirige à Lyon un service hospitalier dont l'objectif est de réduire, voire d'interrompre le recours à ces molécules artificielles par les malades « au long cours ». « La consommation excessive de psychotropes résulte avant tout d'une mauvaise formation des médecins, nous a-t-il expliqué. Généralistes et psychiatres sont tous concernés. Dans mon service, je reçois des patients atteints de dépressions résistantes dont les ordonnances cumulent douze, quinze, voire dix-huit médicaments : fortifiants, vitamines, deux ou trois neuroleptiques

1. Le Rocher, 1996.
2. Auteur, entres autres, des *Mystères du placebo*, Odile Jacob, 1996.

différents, deux ou trois antidépresseurs, trois ou quatre anxiolytiques, un ou deux hypnotiques pour dormir... Et ce n'est pas exceptionnel. » Il se demande même si la résistance de ces dépressions ne serait pas liée aux traitements eux-mêmes. Un vrai cercle vicieux.

Et, pour être sûr de bien se faire entendre, il ajoute : « Les patients continuent à prendre leur médicament même s'il ne fait plus d'effet, voire s'il a un effet contraire. Il y a une relation magique entre le mal portant et son ordonnance, qui l'empêche d'avoir un avis critique. Pourtant, les malades mieux éclairés sont de meilleurs patients. »

Des patients éclairés, avertis, informés ; capables de collaborer avec leur médecin pour bien définir l'adéquation idéale entre leur problème, leur personnalité et leur traitement ; capables de prendre le médicament pour ce qu'il est : une béquille qui anesthésie provisoirement la douleur pour leur redonner la force de prendre réellement en mains leurs états d'âme. Capables de concevoir, dès le départ, ce type de traitement comme une aide temporaire, parfaitement balisée dans le temps.

« Les bons psychothérapeutes que je connais envoient les gens qui traversent un épisode dépressif sévère chez un médecin pour que celui-ci leur prescrive un antidépresseur, poursuit le docteur Lemoine. Grâce à cela, ils peuvent être à nouveau en état de penser. Cela me paraît une démarche honnête. La prescription des psychotropes devrait entrer dans une stratégie d'ensemble de resynchronisation de l'individu, qui doit utiliser divers outils. Pour relativiser le rôle du médicament, il faut en circonscrire le terrain d'action. Il est parfois utile, mais il est loin d'être tout-puissant ! »

Lorsqu'on est très déprimé, on est dans l'incapacité totale de se projeter dans l'avenir. Pour commencer à panser, il faut être en état de penser. C'est le rôle du médicament, essentiel dans certains cas. Mais il ne faut pas lui en demander plus que ce qu'il peut offrir ! Dès que l'on sort la tête de l'eau, il faut s'engager dans une démarche analytique ou psychothérapeutique. Si cette méthodologie est respectée, peu de problèmes de sevrage se posent.

SORTIR DE LA DÉPENDANCE

Mais le problème de la dépendance avérée subsiste. Comment aider un patient qui prend des anxiolytiques, des hypnotiques, des antidépresseurs depuis plusieurs années, à sortir de cet engrenage ? Là encore, en associant plusieurs thérapies, plusieurs outils. Il faudra tout d'abord faire une large place à la relation thérapeutique, afin de cantonner le médicament à son juste rôle. La qualité de la relation soignant/soigné conditionne le plus souvent l'amélioration. C'est en effet l'attention portée au malade, la confiance qu'il place en son médecin, la force de conviction du thérapeute qui contribuent le plus souvent à l'amélioration de l'état physique et psychologique.

Un exemple : dans son service hospitalier de Lyon, le docteur Lemoine s'efforce de mettre en place des stratégies de guérison qui redonneront confiance au malade, afin de l'amener à un sevrage qu'il acceptera en toute lucidité. Ainsi de la méthode de la mie de pain : celle-ci lui a été soufflée par une paysanne qui se désaccoutuma seule en six semaines. La femme avait préparé sept boulettes de mie de pain, une pour chaque jour de la semaine. Elle avait mis un comprimé dans six boulettes, la dernière restant vide. Elle avait mélangé le tout de façon à ne pas savoir quel jour elle absorberait la boulette sans comprimé. Elle répéta la même chose la semaine suivante, mais avec cinq comprimés. Et ainsi de suite jusqu'à ce que toutes les boulettes soient vides. Le médecin s'est contenté de remplacer la mie de pain par des gélules achetées en pharmacie, toutes identiques, dans lesquelles la personne glisse ses comprimés. Et, pour améliorer encore le procédé, il a demandé aux conjoints des patients de distribuer eux-mêmes une gélule chaque soir, en notant les jours où le malade avait absorbé, sans le savoir, un placebo. Quant à la personne en traitement, elle doit décrire le matin au réveil, sur un carnet, les effets ressentis. A la fin de la semaine, le praticien lyonnais compare les deux notes. Elles ne correspondent presque jamais ! Certains jours, le malade ressent des effets alors qu'il a ingéré une gélule vide, et d'autres, où il a absorbé un véritable médicament, il signale une recrudescence des souffrances.

Cette méthode simple réunit les deux éléments indispensables à la désaccoutumance : diminuer progressivement les prises pour déshabituer le corps ; installer une distance entre le malade et son médicament pour que le psychisme se libère – le patient réalisant la non-concordance entre l'effet et la prise du médicament. Telles sont les clés d'un sevrage réussi.

Il est possible d'obtenir le même effet en substituant au médicament des produits moins nocifs, plus naturels, comme les remèdes homéopathiques ou les extraits de plantes.

Cette stratégie comporte un troisième élément, tout aussi important que les précédents, et qui découle du deuxième : si la désaccoutumance s'est faite sans remède de substitution, le malade doit, pendant cette période, prévoir d'autres soutiens thérapeutiques (relaxation, sophrologie...) de façon à ne pas être submergé, au premier incident, par les symptômes que son traitement initial avait endormis.

Bien sûr, plus le patient absorbe des doses importantes, plus le médicament est consommé depuis longtemps, et plus le sevrage sera long. Mais la véritable renaissance promise au bout de ce long tunnel en vaut la peine. C'est du moins l'opinion de tous ceux qui ont réussi à le traverser.

LES ÉTAPES D'UN SEVRAGE RÉUSSI

Dans son *Guide critique des médicaments de l'âme*[1], le docteur David Cohen expose, point par point, les étapes indispensables d'un sevrage réussi. Cette entreprise nécessite patience et progressivité. Il faut se garder d'aller trop vite, et prévoir une dizaine d'étapes, qui durent chacune de quelques jours à quelques semaines – voire quelques mois –, suivant l'intensité de la dépendance. A chaque phase, on diminue d'environ 10 % les doses. Bien sûr, plus le patient aura absorbé de psychotropes, plus son traitement aura duré, plus la désaccoutumance sera longue. La dernière étape est souvent la plus difficile à franchir. Souvent, il faut la fractionner en plusieurs paliers.

Dans le même temps, la personne doit réapprendre à vivre, refaire connaissance avec ses émotions, ses sensations, ses désirs, tout ce que les médicaments avaient enfoui sous un épais matelas de coton. Bref, il s'agit de renaître à la vie, tout en sachant que des souffrances physiques émergeront alors, à la faveur du manque subi par le corps, sevré des substances chimiques auxquelles il s'était habitué. A l'arrivée, c'est une nouvelle vie qui commence. Il est généralement utile d'être entouré de personnes qui sont déjà passées par là, et ont réussi à s'en sortir, afin de se raccrocher à leur expérience dans les moments difficiles. Mais la renaissance qui se produit au bout de ce long cheminement mérite ces efforts.

1. Éditions de l'Homme, 1995.

PETIT GUIDE POUR UN USAGE RAISONNABLE DES MÉDICAMENTS

Une chose est sûre : plus les patients connaîtront les spécificités des médicaments, leurs avantages et leurs inconvénients, leurs dangers aussi, plus leur usage deviendra raisonnable.

« Les médicaments psychiatriques peuvent aider à pallier certaines difficultés, remarque le docteur David Cohen [...]. Cependant, combien de traitements miracles pour la détresse psychologique ont-ils été introduits et loués par les experts et les élites avant d'être abandonnés, mais après avoir eu le temps d'exercer leurs ravages ? »

Soucieux de freiner la vague déferlante des psychotropes, ce médecin canadien, soutenu par les structures sociales de son pays, a passé en revue chaque famille de molécules. S'il est impossible d'être ici aussi exhaustif que lui, voici cependant l'essentiel à savoir sur les catégories de psychotropes.

LES ANTIDÉPRESSEURS

Comme leur nom l'indique, ces médicaments luttent contre la dépression avérée, installée – et non contre les petites déprimes. Ils ne sont délivrés que sur prescription médicale.

Les tricycliques et les hétérocycliques

On les nomme ainsi en raison de leur structure chimique, qui ressemble à celle des neuroleptiques. Ils furent découverts dans les années 50, par hasard. Des médecins travaillant dans des services de pneumologie et soignant des cancéreux s'étaient aperçus que deux molécules antituberculeuses, l'isoniazide et l'iproniazide, provoquaient des états d'euphorie. A partir de ces molécules ont été mis au point des médicaments spécifiques.

Mode d'action

A ce jour, on ne sait pas très bien comment ils fonctionnent. Selon une hypothèse, ils agiraient sur les neurotransmetteurs cérébraux (notamment la sérotonine et la noradrénaline).

Contre-indications

Ils sont à éviter chez les personnes souffrant de problèmes de foie, cœur, reins, rétention urinaire, yeux, et d'insuffisance respiratoire. Ils ont aussi une importante toxicité cardiaque.

Effets secondaires indésirables

Sécheresse de la bouche, problèmes de gencives, somnolence, baisse de la pression sanguine, vertiges, constipation, sueurs, fatigue, tremblements, troubles de mémoire, difficultés de concentration, anxiété, photosensibilité solaire. Et la liste n'est pas exhaustive !

Précautions d'emploi

La consommation d'alcool est déconseillée, car elle augmente l'effet sédatif de ces antidépresseurs. Il en est de même pour le lithium et les extraits thyroïdiens. En outre, il est dangereux de prendre simultanément un antidépresseur tricyclique et un antidépresseur d'une autre famille, notamment un IMAO.

Principaux produits sur le marché

Anafranil, Elavil, Sinequan, Tofranil, Surmontil, Novéril, Survector.

Les inhibiteurs de la monoamine oxydase (IMAO)

Ils inhibent la production d'une enzyme, la monoamine oxydase, laquelle a pour tâche de décomposer certaines substances présentes dans le cerveau pour les évacuer. En réduisant sa sécrétion, les IMAO freinent la décomposition de certains messagers chimiques cérébraux, modifiant ainsi l'équilibre biochimique du cerveau.

Mode d'action

Ils augmentent l'imprégnation en dopamine du cerveau.

Contre-indications

Les allergies à ce type de molécule, les problèmes cardiaques, des antécédents d'accidents vasculaires, une tension artérielle élevée sont les contre-indications absolues. Les IMAO sont aussi déconseillés aux personnes épileptiques, diabétiques ou sujettes aux maux de têtes, ainsi qu'à celles atteintes d'insuffisance rénale ou hépatique.

Effets secondaires indésirables

Nausées, somnolence, vertiges, troubles de la vision, problèmes de sommeil, constipation, sueurs, irritabilité, maux de tête et parfois palpitations.

Précautions d'emploi

La prise d'IMAO doit être accompagnée de restrictions alimentaires, afin d'éviter certaines interactions qui pourraient s'avérer graves. Sont ainsi interdits : l'alcool, mais aussi les fromages fermentés, les abats, les saucissons, la choucroute, les fruits et légumes très mûrs, le chocolat, la réglisse, les poissons salés et fumés... Il faut également s'abstenir de consommer, pendant le traitement, des médicaments tels que les antihistaminiques, les stimulants, les décongestionnants, les autres familles d'antidépresseurs, ainsi que certains analgésiques.

Principaux produits sur le marché

Marsilid, Niamide, Tylciprine. Mais les IMAO sont pratiquement inutilisés en France.

Les inhibiteurs sélectifs de la recapture de la sérotonine (ISRS)

Cette catégorie de médicaments est la plus récente. Contrairement aux autres, qui sont plutôt sédatifs, ils seraient plutôt stimulants.

Mode d'action

Ils augmentent l'action de la sérotonine, modifiant ainsi l'équilibre biochimique cérébral (une fois encore). On commence à peine à comprendre les rouages complexes de leur action spécifique sur la dépression.

Contre-indications

Allergies aux ISRS, épilepsie, maladie de Parkinson, problèmes de foie, cœur et reins.

Effets secondaires indésirables

Nausées et maux de tête, agitation, irritabilité, étourdissements, bouche sèche, tremblements, fatigue, convulsions... En outre, ces médicaments peuvent entraîner des accès maniaques et des poussées de violence. Ils sont aussi réputés pour faciliter le passage à l'acte chez les personnes agressives ou suicidaires.

Précautions d'emploi

Évitez l'alcool, les antihistaminiques et les inhibiteurs de la sécrétion gastrique (comme le Tagamet). Il ne faut jamais prendre en même temps des antidépresseurs IMAO et ISRS.

Principaux produits sur le marché

Ils sont surtout représentés par le célèbre Prozac, qui a pris une énorme part de ce marché en expansion.

Les risques de surdosage

Les antidépresseurs tricalciques sont les plus dangereux. Il suffit parfois de 1 000 mg d'un produit comme le Tofranil pour provoquer une réaction toxique grave pouvant aller jusqu'à la mort. Au-dessus de 2 500 mg, la dose est fatale par arrêt cardiaque, le plus souvent.

Les IMAO ont aussi très mauvaise réputation, mais les symptômes consécutifs à une surconsommation mettent plus de temps à apparaître : 12 heures au lieu de 3 à 4 heures pour les précédents.

Les ISRS ne sont pas aussi nocifs que les précédents. Il faut en effet qu'ils soient absorbés en doses massives et associés à de fortes quantités d'alcool. En revanche, leur ingestion peut avoir une issue fatale s'ils sont associés à d'autres substances psychotropes.

Dépendance et sevrage

Contrairement aux anxiolytiques, qui peuvent se prendre ponctuellement et avoir un effet dans une période limitée de temps, les antidépresseurs sont prescrits en cure d'au moins quatre à six mois et ne font effet qu'après une quinzaine de jours. Ceci les place d'emblée dans la catégorie des traitements à moyen ou long terme, susceptibles de provoquer une dépendance psychologique et pharmacologique. C'est pourquoi ils doivent être consommés sous étroite surveillance médicale, ne pas être associés à d'autres traitements qui en altéreraient les effets. Il faut les arrêter après un laps de temps raisonnable, et les remplacer par une thérapeutique qui ne présente pas les mêmes risques.

Bien que l'on ait présenté le Prozac, au moment de sa mise sur le marché, comme un antidépresseur ne provoquant pas d'accoutumance, les risques de dépendance sont réels. En effet, les produits de la famille des ISRS, même si ils sont chimiquement différents des autres antidépresseurs, ont des effets semblables aux produits stimulants, lesquels sont placés parmi les substances présentant le plus grand risque d'accoutumance – non par habituation du corps à la substance elle-même, mais par habituation du sujet aux effets du produit.

LES TRANQUILLISANTS ET LES SOMNIFÈRES

Il est difficile de séparer les uns des autres. Ils représentent en effet une catégorie « fourre-tout » où se retrouve l'ensemble des psychotropes. Ces médicaments, officiellement dénommés anxiolytiques, calment l'anxiété. Comme ils exercent un effet immédiat, ils sont utilisés aussi bien de manière ponctuelle qu'en traitement long. Et, parce qu'ils amènent un apaisement qui favorise le sommeil, ils sont aussi prescrits en tant que somnifères.

Les hommes se sont toujours intéressés à ce type de substances. Elles jouaient dans l'Antiquité un rôle important : l'opium, extrait du pavot, était ainsi couramment utilisé dans l'Égypte ancienne – dont les connaissances médicales étaient fort avancées pour l'époque. Aujourd'hui encore, les sociétés traditionnelles d'Afrique ou d'Amazonie se servent de certaines plantes locales. C'est de Polynésie qu'est récemment arrivé en France le kava, que les insulaires connaissent depuis des millénaires pour ses effets stimulants et anxiolytiques. Mais, dans tous ces peuples, l'absorption de ces plantes était entourée de pratiques rituelles qui en limitaient la consommation et protégeaient la société contre d'éventuels excès. En Occident, l'alcool a joué ce rôle, mais de manière plus quotidienne car il est facile d'accès pour le commun des mortels.

Puis, au XIXe siècle, furent successivement découverts le bromure, le chloral et le barbital, les vrais ancêtres des anxiolytiques actuels, mais plus violents que leurs descendants tant par leur action que par leurs effets secondaires, et également plus dangereux sur le plan toxique. Les barbituriques, issus du barbital, ont connu leur heure de gloire dans les années 50. Aujourd'hui, ils sont plutôt considérés comme des stupéfiants.

La véritable révolution eut lieu au début des années 60 avec l'irruption des benzodiazépines, encore abondamment prescrites de nos jours, et qui sont, sans doute, les vrais responsables de l'explosion de la consommation des médicaments à usage psychotrope. Lors de leur lancement, on estima à tort qu'elles ne provoquaient pas d'accoutumance et avaient peu d'effets secondaires. Puis l'on réalisa après (une fois encore !) que leur sevrage était parmi les plus difficiles.

En fait, seul l'usage régulier et prolongé de ce type de médicaments pose problème. Pris de façon très ponctuelle, pour faire face à une situation particulièrement stressante ou pour retrouver ses moyens face à un stress précis, ils ne présentent pas grand danger.

Les benzodiazépines

Grandes championnes, nous l'avons dit, de la surconsommation, elles servent à tout. On les prescrit aux sujets subissant un stress brutal et passager comme aux anxieux chroniques, aux patients qui doivent subir une intervention chirurgicale, comme à ceux qu'une maladie grave et douloureuse empêche de dormir, et encore aux sujets épileptiques. Parfois, elles sont données pour lutter contre les douleurs spasmodiques dont l'ampleur est accentuée par la tension nerveuse. On les associe également aux antidépresseurs pour en atténuer les effets anxiogènes.

Tant que cet usage est raisonnable, elles ont un rôle à jouer. Au-delà, le problème qui se pose est double. Souvent, petits et gros stress s'enchaînent dans la vie quotidienne et nombreux sont ceux qui finissent, à force d'usages ponctuels trop souvent répétés, par en absorber sans discontinuer, une fois après l'autre, tombant inconsciemment dans l'accoutumance. D'autre part, lorsque ces médicaments sont prescrits à des patients dont la dépression est masquée par des symptômes d'anxiété, ils renforcent encore l'écran qui empêche les sujets de percevoir la vraie nature de leur malaise.

Mode d'action

Ces substances freinent de manière globale l'activité chimique du cerveau, mais sans que l'on sache comment.

Contre-indications

Les benzodiazépines sont déconseillées aux patients souffrant des reins et du foie, organes chargés de leur élimination, ainsi qu'aux sujets atteints d'insuffisance respiratoire, de sclérose en plaque ou de la maladie d'Alzheimer. Ils sont interdits aux sujets atteints de myasthénie.

Effets secondaires

Ralentissant le fonctionnement de toutes les parties du cerveau, ces médicaments sont cause d'insomnie, de perte de mémoire, de somnolence, de troubles de la vigilance et de l'éveil... auxquels s'ajoutent parfois des troubles de l'humeur. La rapidité des réflexes diminue, ainsi que celle des perceptions sensorielles. On constate chez les consommateurs réguliers – mais rarement – des nausées, des crises de diarrhées et de constipation survenant en alternances, maux de tête, vertiges, irritations cutanées. Ils induisent parfois une baisse de l'appétit sexuel. Enfin, chez la femme, ils peuvent modifier le cycle menstruel.

Précautions d'emploi

Comme tous les psychotropes, les benzodiazépines sont très déconseillées aux femmes enceintes et aux moins de 15 ans. Leur action dépend de la dose absorbée : un même médicament qui est un tranquillisant et un relaxant à une dose de 5 mg, devient somnifère à partir de 10 mg. Il ne faut donc jamais modifier, de son initiative, les quantités prescrites. Ces substances ont un effet immédiat, qui s'atténue au fur et à mesure de leur élimination par le corps : aussi, elles agiront plus longtemps chez les personnes souffrant de problèmes rénaux et hépatiques, ainsi que chez les personnes âgées. Enfin, il faut éviter de les consommer de façon régulière plus de deux semaines.

L'association des benzodiazépines et de l'alcool est à éviter, car elle accentue l'effet psychotrope. Pour les mêmes raisons, il ne faut pas les absorber avec d'autres tranquillisants et somnifères, des antihistaminiques, analgésiques, neuroleptiques et certains antihypertenseurs.

Principaux produits sur le marché

Temesta, Librium, Lysanxia, Halcion, Xanax, Tranxene, Mogadon, Lexomil, Valium, Urbanil.

Les antihistaminiques

Ces médicaments ont été conçus pour soigner les manifestations allergiques. S'ils n'ont a priori guère de points communs avec les tranquillisants, ils favorisent comme eux l'apaisement et la somnolence. Aussi certains médecins profitent-ils de ces effets secondaires pour les prescrire contre l'anxiété et l'insomnie.

Mode d'action

Ils bloquent la sécrétion d'histamine commandée par les globules blancs pour défendre l'organisme contre l'allergène.

Contre-indications

On s'abstiendra bien sûr d'en prendre si l'on est allergique à ces molécules. Ils sont aussi déconseillés aux personnes gravement asthmatiques, sujettes aux convulsions, ou atteintes de problèmes urinaires, de glaucome et d'ulcères gastro-duodénaux.

Effets secondaires

Ils entraînent des nausées, des maux de tête, une sécheresse de la bouche, et parfois des étourdissements, des vertiges ou des palpitations.

Précautions d'emploi

Il faut surtout ne pas les mélanger avec d'autres substances psychotropes, qu'il s'agisse d'alcool, d'antidépresseurs, d'anxiolytiques. Ils sont déconseillés aux femmes enceintes et aux moins de 15 ans.

Principaux produits sur le marché

Atarax est le plus couramment prescrit dans cette indication.

Les bêtabloquants

Ces tranquillisants, très à part, sont en majorité élaborés à partir d'une substance appelée Propranolol.

Mode d'action

Ces molécules bloquent l'activité des récepteurs bêta-adrénergiques à l'intérieur du cerveau et d'autres organes (cœur, vaisseaux, bronches...), lesquels participent à la mise en route de certaines fonctions liées au système nerveux autonome. Ils modèrent les réactions biologiques des personnes qui subissent des stress trop intenses : problèmes cardiaques (palpitations...), de manifestations musculaires intempestives (tremblements...), d'hypertension artérielle et d'hyperventilation. Certains bêtabloquants ont aussi une action sédative directe.

Contre-indications

Ils sont interdits en cas d'asthme, de problèmes de foie, de certaines maladies cardiaques ou pulmonaires, de dépression...

Effets secondaires

Fatigue, hypotension, étourdissements, nausées, problèmes cutanés, mains froides, hausse du niveau de cholestérol sanguin et, parfois, limitation de l'érection.

Précautions d'emploi

Il faut veiller de près aux éventuelles interactions entre ces molécules et d'autres médicaments. Ainsi les antihypertenseurs voient-ils leur effet accru lorsqu'ils sont associés aux bêtabloquants, alors que les antidépresseurs IMAO perdent une grande part de leur efficacité. Il faut les prescrire avec précaution aux femmes enceintes ou allaitantes, aux personnes âgées et aux moins de 15 ans.

Principaux produits sur le marché

Avlocardyl, Bétaryl sont des bêtabloquants à base de Propranolol. Corgard, Gubernal, Kerlone, Lorpessor, Seloken, Timacor ou Trasicor utilisent des substances chimiques proches.

Les risques de surdosage

Les benzodiazépines sont responsables de la majeure partie des intoxications médicamenteuses qui nécessitent une hospitalisation, même si elles ont rarement un effet mortel (elles peuvent toutefois l'avoir si de fortes doses de ces médicaments ont été absorbées avec de l'alcool).

Les antihistaminiques sont moins dangereux que les benzodiazépines mais, pris en trop fortes quantités, ils peuvent provoquer des convulsions, des crises de délire et des comas.

Les bêtabloquants sont surtout dangereux en raison de leur effet hypotenseur et ralentisseur du cœur en cas de dépassement des doses.

Quant aux substances aujourd'hui démodées, mais qui furent très consommées dans les années 50, comme les barbituriques (Nembutal, Phénobarbital...) ou les carbamates (Equanil...), leur usage a été progressivement abandonné dans le traitement de l'anxiété et du stress, en raison des trop graves dangers qu'elles faisaient courir à leurs utilisateurs (à un tel point que, dans les années 70, les barbituriques étaient très employés par les candidats au suicide).

Dépendance et sevrage

Les benzodiazépines sont les produits qui créent le plus de dépendances. Leur effet a tendance à s'atténuer rapidement, ce qui incite les consommateurs à augmenter sans cesse les doses. Ils induisent ainsi une véritable toxicomanie, par accoutumance physique et psychique. L'idéal serait de prendre ces médicaments de façon ponctuelle, et pas plus de deux semaines de suite, qu'il s'agisse de calmer l'anxiété ou de faciliter le sommeil. Comme le sevrage, toujours difficile, l'est encore davantage quand la consommation s'est étendue sur une longue période, les autorités de l'État de New York ont obligé les médecins à leur envoyer un double des ordonnances prescrivant des benzodiazépines – ainsi ces substances sont-elles là-bas traitées comme les stupéfiants. Le sevrage peut se conduire de différentes façons : par la méthode du placebo, la substitution de médicaments homéopathiques, ou par la mise en place de certaines thérapies psychologiques. Dans tous les cas, il vaut mieux l'effectuer sous contrôle médical.

Barbituriques et carbamates provoquent également des accoutumances rapides dont le sevrage s'avère difficile.

LES NEUROLEPTIQUES

Ils sont de véritables médicaments psychiatriques qui soignent les psychoses, comme la schizophrénie. Ils induisent un état de grande indifférence et calment toutes les formes d'agitation, même très violentes. Ils sont surtout prescrits dans les hôpitaux psychiatriques et les institutions spécialisées. Ces médicaments « lourds » sont inadaptés aux cas banals de stress, de déprime, de dépression ou d'anxiété.

Propriétés

Mode d'action

Il existe plusieurs catégories de médicaments à effet neuroleptique (phénothiazines, butyrophénones, thioxanthènes...), qui ne seront pas détaillés ici. En règle générale, ils empêchent la dopamine, qui est un neurotransmetteur responsable de l'activation des circuits nerveux, de se fixer sur les récepteurs cérébraux.

Contre-indications

Allergies à ce type de molécules, états convulsifs, glaucome à angle fermé, rétention d'urine, certaines anomalies cardiaques graves.

Effets secondaires

Ces médicaments peuvent produire des tremblements incontrôlables, des troubles moteurs, des baisses de tension, des problèmes sexuels, oculaires ou cardiaques.

Précautions d'emploi

Ces substances ne doivent pas être utilisées en association avec l'alcool, les barbituriques, les somnifères, les tranquillisants, les stupéfiants... bref, avec toute substance agissant sur l'équilibre neurohormonal. En raison d'une sensibilité accrue des personnes âgées, ces molécules doivent leur être prescrites de manière modérée. Elles sont déconseillées aux femmes enceintes et allaitantes et aux enfants.

Principaux produits sur le marché

Haldol, Dogmatil, Largactil.

Les risques de surdosage

L'absorption d'une trop forte dose de neuroleptique est rarement mortelle, sauf si le médicament est pris avec d'importantes quantités d'alcool ou d'autres médicaments.

Dépendance et sevrage

Contrairement aux tranquillisants, les neuroleptiques n'entraînent pas le malade dans une course à la dépendance, en le poussant à augmenter les doses. Toutefois, ces médicaments étant généralement prescrits pour de longues périodes, le sevrage est délicat et doit s'effectuer sous contrôle médical.

CE QU'IL FAUT SAVOIR

Tous les médicaments à usage psychotrope sont à consommer avec une grande prudence.

Ils peuvent être utiles seulement de manière ponctuelle, pour des périodes limitées, afin d'éviter les risques de surdosage, d'interaction médicamenteuse et, surtout, d'accoutumance et de dépendance toxicologique.

Ils induisent tous d'importants effets secondaires.

Les médicaments neuroleptiques sont réservés au traitement des psychoses lourdes, et ne sont pas adaptés au stress, à l'anxiété et aux dépressions réactionnelles courantes.

SI VOUS ÊTES SOUMIS A UN STRESS INTENSE OU RÉPÉTÉ, QUI PROVOQUE UN ÉTAT D'ANXIÉTÉ

Vous pouvez recourir aux tranquillisants de manière ponctuelle (pas plus de deux ou trois jours par semaine), seulement lors des crises, afin que leur usage ne devienne pas systématique.

N'augmentez pas de votre propre initiative les doses prescrites, et signalez à votre médecin tout autre traitement en cours, ou susceptible de l'être.

Prenez l'habitude, simultanément, de vous détendre par des exercices de respiration, de relaxation, de sophrologie ou de yoga, afin d'augmenter vos moyens naturels de résistance au stress et à l'anxiété.

Avant d'avoir recours à un traitement fort, essayez des procédés plus doux, comme l'homéopathie ou les plantes (voir chapitres suivants).

Menez un travail de recherche personnelle (thérapies psychologiques, psycho-corporelles, comportementales...) afin de découvrir l'origine de vos souffrances et de modifier ce qui peut l'être, pour mieux supporter les stress à venir.

Si vous êtes un consommateur au long cours, établissez rapidement avec votre médecin un protocole de sevrage.

SI LE STRESS VOUS A PLONGÉ DANS LA DÉPRIME, VOIRE LA DÉPRESSION

Si votre médecin vous a prescrit un antidépresseur, évitez de poursuivre le traitement au-delà de quatre à six mois, afin de ne pas tomber dans la dépendance. Pour cela, utilisez parallèlement dès le début d'autres outils, notamment psychothérapeutiques, afin d'éviter d'éventuelles rechutes.

Les antidépresseurs n'ayant pas d'effet immédiat, leur usage ne peut être ponctuel, comme celui des anxiolytiques.

Ne dépassez pas les doses prescrites et avertissez votre médecin en cas de traitement concomitant.

Dès que vous vous sentez mieux, entamez un travail personnel pour comprendre les causes de votre dépression et la soigner. Un médicament ne guérit jamais les causes affectives, émotionnelles, psychiques du mal-être.

Vous pouvez également suivre des traitements plus doux et plus naturels (voir chapitres suivants).

Si vous êtes consommateur au long cours, établissez rapidement un protocole de sevrage avec votre médecin.

3

L'HOMÉOPATHIE : POUR PRENDRE LE STRESS PAR LES SENTIMENTS

UNE VÉRITABLE MÉDECINE DE TERRAIN

L'homéopathie est une médecine pleine de contradictions. Sur le plan pharmacologique, elle est très controversée puisqu'elle utilise, pour soigner, des quantités si diluées de produits qu'il n'en subsiste parfois plus de trace dans le médicament final. En revanche, elle est validée sur le plan clinique, car le médecin homéopathe prend le temps d'écouter le malade, se donne les moyens d'entendre sa souffrance. Derrière les symptômes apparents qui constituent ce qu'on appelle le langage du corps, il cherche la réalité masquée. A ce titre, il pratique une médecine de terrain et considère celui-ci comme un terreau, où les agressions de notre environnement – depuis les microbes et les pollutions jusqu'aux stress, aux événements de la vie et aux violences émotionnelles – contribuent à l'éclosion de diverses maladies. Il soigne un malade et non une maladie, s'attaque à la cause première et non à la cause apparente ; et, surtout, prend en compte la manière dont le patient réagit aux stimuli extérieurs, pour tenter de modifier son « mode réactionnel », ou du moins de l'équilibrer. C'est pourquoi cette médecine de l'âme et du corps, du comportement et des émotions, est parfaitement adaptée aux états de stress et aux maux qui en découlent.

« Les moments de tristesse et de déprime sont des passages obligés de l'existence, explique le docteur Pierre Coret, psychiatre homéopathe. Ils représentent aussi des moments salutaires, si on sait les accepter. Mais, dans notre société de rendement, nous avons obligation de manifester notre joie et d'étouffer notre tristesse. » C'est ainsi que, peu à peu, la pression sociale transforme en maladie ce qui n'est le plus souvent qu'une manifestation normale de nos états d'âme, même si celle-ci est désagréable, voire très douloureuse. « On ne laisse plus aux gens le temps du deuil ou de la révolte, on étouffe leurs sentiments », conclut le psychiatre. « Contrairement aux médicaments allopathiques qui enterrent le problème pour faire comme s'il n'existait pas, l'homéopathie nous renseigne sur notre part d'ombre. Celle que certains appellent l'inconscient. Elle nous permet de reconnaître la violence de notre énergie de vie pour nous aider à mieux la gérer. Elle ne la nie pas, mais la met à notre service. »

L'homéopathie s'avère efficace à tous les niveaux : en prévention, pour s'apprêter à affronter les stress dans les meilleures conditions ; en traitement symptomatique, lorsque le stress fait déjà son effet au plan psychique comme au plan physique ; en traitement de fond, pour réguler nos comportements et nos flux émotionnels ; pour accompagner les cures psychanalytiques ou psychothérapeutiques ; et même pour faciliter le sevrage chez les personnes pharmaco-dépendantes.

UN PEU D'HISTOIRE

L'homéopathie a été inventée par un médecin, Christian Frederic Samuel Hahnemann, qui déserta les rangs des médecins de son temps parce que les pratiques de l'époque lui semblaient dérisoires. « Les médecins sont curieux, écrivait-il. Ils utilisent des remèdes qu'ils ne connaissent pas, et les introduisent dans des corps qu'ils connaissent moins encore. » C'est donc un souci à la fois pragmatique et scientifique qui présida à la naissance de cette discipline, tant décriée aujourd'hui pour son manque de rigueur scientifique. Une curieuse pirouette du destin.

Hahnemann naît en Saxe, en 1755. Doué, il fait des études brillantes et devient docteur à vingt-deux ans, après avoir été infirmier dans les hôpitaux afin de toucher de près la réalité médicale de son temps. Il découvre un univers encore empreint d'obscurantisme : les traitements sont douteux et confus, l'observation clinique balbutiante. Tout reste à faire.

En 1784, Hahnemann a vingt-neuf ans, dont une dizaine d'années passées au service de la médecine. Il ne supporte plus de voir les malades expirer dans ses bras impuissants. Un jour, un enfant meurt auprès de lui. Un de trop !

Il pose alors, comme il le dira, « Esculape dans la balance », et cesse toute pratique médicale jusqu'à ce que ses recherches aboutissent. Mais que cherche-t-il ? Il ne le sait pas encore. Il se met au travail dans le laboratoire de son beau-père, pharmacien. « Il y a quelque chose qu'il faut trouver et qui crève les yeux, écrit-il à ce moment. Dieu n'a pas oublié de donner ce qu'il faut pour combattre le mal, c'est impossible. » C'est l'écorce de quinquina qui a tout déclenché. On l'utilisait alors de manière tout à fait empirique, pour calmer les fièvres et tremblements. Afin de comprendre le mode d'action de ce médicament, Hahnemann décide d'en absorber une décoction, sans être malade, pour noter les effets naturels de cette substance sur un organisme sain. Stupeur : le quinquina provoque en lui les symptômes qu'il est censé soigner. Suant, tremblant, angoissé, il pressent l'importance de sa découverte. Il recommence l'expérience avec d'autres médicaments courants à l'époque, met femme, enfants et amis à contribution. Et, toujours, les résultats sont identiques. Les produits provoquent les effets qu'ils sont censés soigner. Peu à peu, l'idée naît clairement dans son esprit : il faut soigner le mal par le mal, et donner au malade la substance qui provoque, sur une personne saine, les symptômes dont il souffre. Tel est le principe de l'homéopathie, la loi dite de similitude.

Hahnemann continue ses recherches jusqu'à la fin de sa vie. Il expérimente toutes sortes de substances, plantes, extraits animaux, minéraux, et recense tous les symptômes provoqués, qu'ils soient physiques, psychiques ou émotionnels. Il dresse ainsi le « portrait » des grands remèdes homéopathiques.

Certaines de ces substances étant toxiques, il en diminue par précaution les doses. Il énonce alors la seconde loi fondamentale de l'homéopathie : l'infinitésimalité. Il suffit de doses infimes – et qui le sont tellement que les scientifiques en sont toujours déroutés – pour que le médicament délivre ses effets, par un « message » de nature inconnue qui aide le malade à se rétablir, de lui-même. En homéopathie, ce n'est pas le médicament qui agit à la place du corps, c'est le corps qui se guérit avec le soutien du médicament.

Hahnemann sera décrié toute sa vie durant par une bonne partie de ses confrères. Pourtant, lorsque les armées napoléoniennes traversent l'Allemagne à la suite de la campagne de Russie, décimées par le choléra, Hahnemann est le seul à guérir les soldats. Sa réputation grandit, les malades affluent et le nombre de ses détracteurs augmente.

Vers la fin de sa vie, à plus de soixante-dix ans, le médecin se retire dans la petite ville de Coeten. Il pense pouvoir se reposer, mais le destin est un farceur. Une jeune Française frappe à sa porte. Elle s'appelle Mélanie d'Hervilly, elle a trente-cinq ans et souffre des bronches. Le vieux médecin la soigne et l'épouse ! Ils s'installent à Paris en 1835, au 26 de la rue des Saints-Pères, juste en face de l'actuelle faculté de médecine. Et l'histoire se répète : Hahnemann obtient des résultats, les patients affluent, sa réputation grandit, ses confrères protestent et certains tentent de faire interdire l'homéopathie en France. « Je m'en doutais, remarque-t-il alors avec humour : si tout, brusquement, avait été facile, j'aurais cru que Dieu m'avait abandonné. »

François Guizot, alors ministre, répond à ses détracteurs : « Si cette médecine est une chimère, elle s'éteindra d'elle-même. Si au contraire elle est un progrès, elle résistera à toutes les oppositions. Et l'Académie doit le souhaiter, elle qui a pour mission d'encourager les découvertes. »

Sur son lit de mort, en 1843 (une longévité exceptionnelle pour l'époque !), Hahnemann confie à Mélanie le soin de continuer son œuvre. « Que personne ne suive mon cercueil, murmure-t-il. L'orgueil, voilà l'ennemi. L'orgueil et la haine, c'est le malheur des hommes. Non... confiance... paix... »

Hahnemann repose aujourd'hui au cimetière du Père-Lachaise, Mélanie à ses côtés.

COMMENT ÇA MARCHE ?

L'homéopathie repose sur trois grandes lois :

- *La similitude :* en grec, *homoios* signifie le même, et *pathos maladie*. Répétons-le : en homéopathie, une substance soigne les mêmes symptômes que ceux qu'elle provoque chez un individu sain. Prenons un exemple : le café. Si une personne en bonne santé absorbe de trop grandes quantités de café, elle entre dans un état d'énervement et d'excitation très particulier. Son cœur s'emballe, ses idées s'affolent, elle a du mal à s'endormir... *Cofea*, le médicament homéopathique à base de dilution de café, soigne la nervosité associée à des palpitations, à la tachycardie et aux « insomnies d'endormissement ».

  De plus, les substances de base n'entraînent pas seulement des signes physiques, mais aussi des modifications émotionnelles et comportementales. Les médicaments homéopathiques qui en sont tirés soignent donc aussi ce type de manifestation. Ainsi, *Nux vomica*, le médicament à base de noix vomique, soigne à la fois certains types de vomissements et les manifestations de colère.

- *L'infinitésimalité :* c'est au nom de ce principe que les détracteurs de l'homéopathie la contestent. Car, au fil des dilutions successives (voir p. 99), il finit par ne plus rester la moindre molécule de la substance initiale dans le médicament final (au-delà de 9 CH). Comment un tel produit peut-il soigner ? Autrement, répondent tous ceux qui constatent, jour après jour, l'efficacité de cette médecine. Schématiquement, il semble que le médicament soit porteur d'un « message », probablement de nature électromagnétique, laissé par le passage de la substance initiale. Cette information, transmise au corps par le médicament, aide le corps à réagir lui-même dans le sens de l'autoguérison. Cette hypothèse reste cependant à démontrer – l'enjeu est tel que, ce jour-là, l'ensemble de la science fera un progrès considérable.
- *L'individualisation :* le médicament homéopathique traite un malade, et non une maladie. C'est pourquoi il existe des dizaines de médicaments qui soignent les états anxieux, parmi lesquels le médecin choisit, en fonction de son patient : l'anxiété rend-elle celui-ci agressif ou apathique ? S'aggrave-t-elle le matin ou le soir, le jour ou la nuit, quand le malade est seul ou avec d'autres personnes ? Lors de ses crises, la personne transpire-t-elle ou a-t-elle la peau sèche ? Mange-t-elle sans cesse pour se calmer ou ne peut-elle rien avaler, tant son estomac est noué ? Parfois, l'homéopathe, pour être sûr de choisir le médicament qui convient vraiment, demande à son patient de lui décrire ses rêves, la manière dont il dort, ses goûts alimentaires, son caractère... passant ainsi en revue toute sa personnalité, sa façon d'être au monde. Tout cela fait de l'homéopathie une médecine très subtile, qui cherche à comprendre le sujet caché derrière les manifestations du stress, afin de lui rendre son équilibre.

LES MÉDICAMENTS HOMÉOPATHIQUES

Lorsqu'on n'a pas l'habitude de les utiliser, les petits tubes colorés dans lesquels se présentent les médicaments homéopathiques, et qui portent d'incompréhensibles noms latins, ont de quoi surprendre. D'autant que leur prise s'accompagne de demandes étranges : ne pas toucher des doigts les petites boules blanches, ne pas absorber de menthe pendant le traitement. En fait, cela n'a rien de magique. Voici les réponses aux grandes questions que l'on se pose sur l'homéopathie.

Comment fabrique-t-on les médicaments homéopathiques ?

Ils sont élaborés à partir de minéraux, végétaux et animaux : *Natrum muriaticum* est réalisé à partir de sel marin, *Apis mellifica* de l'abeille, *Allium cepa* d'oignon... Au total, il existe près de 5 000 substances de base, donnant naissance chacune à un médicament où le principe actif peut être plus ou moins dilué : *5 CH, 9 CH, 15 CH...*

Pour fabriquer ces remèdes, on extrait d'abord une teinture-mère. On agit soit par macération de la substance d'origine dans de l'alcool (plantes, animaux entiers...), soit par trituration en la mélangeant à du lactose (minéraux, venins séchés...), avant de faire macérer cette mixture dans l'alcool. Une dose du produit ainsi obtenu est ensuite mélangée à 99 doses de solvant, puis on agite fortement le tout pendant quelques minutes. C'est le stade de la dilution à *1 CH* (première Centésimale Hahnemanienne). Pour obtenir une dilution à *2 CH*, on prend une dose de ce mélange, qu'on mêle à nouveau à 99 doses de solvant avant d'agiter. Et ainsi de suite jusqu'à *12*, *15*, voire *30 CH*. A la dernière étape, on imprègne de la dilution obtenue de petites boules de lactose.

Selon la concentration, l'action du médicament est différente. En simplifiant, plus celle-ci est basse (*5* ou *7 CH*), plus le médicament agit au niveau physique. Plus celle-ci est élevée (*15* ou *30 CH*), plus son action concernera la sphère psychique et émotionnelle : ainsi, pour lutter contre les effets du stress, on utilisera surtout des produits en dilution élevée.

Pourquoi ne doit-on ni toucher les granules avec les doigts, ni prendre de menthe pendant le traitement ?

Dans les médicaments homéopathiques, contrairement aux autres, la substance active n'est pas dissimulée à l'intérieur mais déposée à l'extérieur. Toucher les granules peut donc en altérer l'efficacité. Cependant, les techniques – nouvelles – dites de triple imprégnation produisent des granules où le principe actif ne perd plus son efficacité lorsqu'on les effleure.

Il est déconseillé d'ingérer de la menthe dans les cinq minutes qui précèdent ou suivent la prise d'un médicament homéopathique. En effet, on conseille de prendre les remèdes homéopathiques en laissant fondre les granules sous la langue pendant quelques minutes, afin que les substances thérapeuthiques pénètrent dans le sang au travers des muqueuses qui tapissent la bouche (c'est la voie perlinguale), et se diffusent dans tout l'organisme par le réseau sanguin. Or, la menthe, parce qu'elle est un vasoconstricteur, freine la diffusion du message. Mais de récentes recherches ont montré que cet effet s'avère minime.

Pour des raisons similaires, on recommande de prendre les granules au moins un quart d'heure avant le repas ou deux heures après, afin que la digestion n'en perturbe pas l'effet.

Enfin, ces remèdes, sensibles à certaines substances volatiles tels l'éther ou le camphre, doivent être conservés loin de ces produits. Il faut également les protéger des trop fortes chaleurs.

TRAITEMENT DE CRISE ET TRAITEMENT DE FOND

Revenons au stress. « L'homéopathie, explique le docteur Coret, réorganise le terrain de façon à rétablir la cohérence entre un organisme et son environnement. J'entends environnement dans son sens le plus large : tout ce qui peut nous influencer, microbe, pollution, mauvaise nouvelle, émotions fortes. L'homéopathie permet de gérer avec plus de facilité les sources de stress ou de déséquilibre. »

Chacun est déstabilisé par les stress d'une manière qui lui est propre. Se mettent alors en œuvre des mécanismes profonds façonnés par l'histoire personnelle, avec une part d'inné. Nous portons en nous, potentiellement, l'hystérie, la phobie, la paranoïa... – lesquelles sont, en fait, des mécanismes de défense psychique. Nous recelons tous une fêlure, petite ou grande, qui, à un moment ou à un autre, peut être réouverte par un événement et réveiller l'une ou l'autre de ces défenses. Il faut parvenir à vivre avec nos blessures profondes, les contenir dans notre être intime. Certains y arrivent avec aisance, d'autres non. L'homéopathie aide considérablement ces derniers.

Mais les granules que vous prescrit l'homéopathe ne remplacent pas le travail personnel d'investigation psychique. Prendre des médicaments homéopathiques ne règle pas les problèmes de fond. Il est vital de changer ce qui, dans votre existence, ne convient pas (ou plus). Aucun médicament ne peut, à lui seul, résoudre un conflit psychologique, donner un sens à une existence. Mais l'homéopathie, par l'information subtile qu'elle délivre, permet de mieux supporter les événements perturbants. Elle s'associe si bien au travail sur soi que certains « psy » l'utilisent pour aider leurs patients à dénouer les blocages lors des cures psychanalytiques ou psychothérapeutiques – lorsque la parole ne suffit pas à « détricoter notre pull-over émotionnel ». Certaines personnes restent en effet bloquées au niveau du langage pendant des mois. Le médicament homéopathique peut les aider à passer le cap, à faire sauter certains barrages.

Selon les cas, l'homéopathe a recours à deux types de traitements, souvent associés dans les faits : le traitement de fond, qui traite notre « mode réactionnel » profond, qu'il cherche à réharmoniser ; le traitement de crise, adapté, de façon plus ponctuelle, à une situation et aux symptômes qu'elle provoque.

LES TRAITEMENTS DE FOND : GALERIE DE PORTRAITS

Pour choisir le remède de fond qui vous correspond, l'homéopathe définira votre caractère homéopathique. Et, pour la médecine hahnemanienne, les humains ont du caractère !

On compte une douzaine de grands remèdes, qui correspondent à autant de types de personnalités rigoureusement définies sur les plans émotionnel et comportemental. Certaines correspondent plutôt à des hommes, d'autres à des femmes. Mais il ne s'agit pas d'un absolu, seulement d'un indicateur de plus grande fréquence. Car nous ne correspondons jamais entièrement à un type unique.

Découvrez les portraits qui suivent, et voyez si l'un vous ressemble. Mais attention : nous ne sommes pas toujours objectifs quand il s'agit de nous voir tel que nous sommes... C'est pourquoi il nous sera toujours plus aisé d'identifier nos proches, car nous jetons sur les autres un regard plus clair que sur nous-mêmes, c'est pourquoi la médiation du médecin reste souvent indispensable. Mais, si vous vous reconnaissez, en prenant le remède suggéré, vous corrigerez en douceur les déséquilibres qui rendent difficile et douloureux votre rapport au monde. Vous y puiserez une plus grande sérénité et plus de facilité à supporter les stress de votre existence.

Si vous pensez coller de près à un des médicaments ci-dessous, vous devez suivre le traitement de la façon suivante :

– une dose en 15 CH, le dimanche après-midi, une semaine sur deux ;

– trois granules matin et soir, en 9 CH, tous les jours de la semaine ;

– rien le samedi.

Suivez ce traitement pendant deux semaines. Si vous ne notez aucune amélioration, consultez un médecin qui affinera la prescription.

ARGENTUM NITRICUM

C'est un homme pressé, qui court toujours après le temps. A peine une tâche commencée, il voudrait la voir achevée. Bien qu'il soit très émotif, il réussit souvent dans des milieux très stressants, comme le monde des affaires. Il est sujet à des troubles digestifs qui se manifestent avant les événements particulièrement angoissants. Il trouve alors un réconfort dans la consommation de sucreries, ce qui aggrave ses problèmes – d'autant qu'il ne cesse de se presser. Peu à peu, il s'use, accumule la fatigue, devient nerveux, irritable, coléreux. Plus il se fatigue, plus il aurait besoin de sommeil. Mais il dort mal, se réveille souvent, fait des rêves tourmentés. Il a peur de l'avion, de la foule, du regard des autres. Il craint la chaleur et ne se repose vraiment qu'à l'air frais, à la campagne, lorsqu'il se baigne dans les torrents. Autant de plaisirs qu'il s'accorde rarement, car... il n'a pas le temps !

- Argentum nitricum *est fabriqué à partir du nitrate d'argent.*

AURUM METALLICUM

Homme ou femme, il est plutôt brun, a la chevelure épaisse, le teint hâlé, le regard chaleureux. C'est un introverti qui cache bien sa timidité et parvient à passer pour sociable et ouvert. Un seul détail le trahit : son regard souvent triste. En fait, il est toujours anxieux, soucieux de l'avenir. Le manque de soleil l'affecte plus que de raison et le plonge dans la déprime dès l'automne. Il est alors difficile à supporter : il n'a plus d'envies, il considère que tout est dépourvu de sens, mais il n'accepte aucune suggestion. Il éprouve un immense besoin de reconnaissance, à la mesure d'un manque de confiance en soi que les autres perçoivent mal car il sait le dissimuler. Pourtant, quand il décide de passer à l'action, il est capable de prodiges et d'une grande force de volonté. Il aime manger, au point de faire des poussées d'hypertension.

- Aurum metallicum *est fabriqué à partir de l'or.*

BELLADONNA

Blonde, les yeux et le teint clair, elle est souvent menue. Au moindre stress, elle explose de manière intense mais fugace. D'ailleurs, ses réactions physiques sont à la mesure de ses réactions comportementales : un petit rhume fait grimper sa fièvre autant qu'une grosse grippe, sur elle une piqûre de moustique enfle comme celle d'un frelon. Son intellect est à sa mesure : brillant, vif, rapide. Elle déteste subir les événements et fait en sorte de toujours rester dans l'action. Aussi, elle se surmène et les phases de déprime alternent avec les moments d'euphorie.

- Belladonna *est fabriqué à partir d'une plante, la Belladone.*

LACHESIS

Elle est nerveuse et cela se remarque sur son visage. Plutôt maigre, les traits marqués, elle a les cheveux gris avant l'âge. Acceptant mal le manque de liberté, elle fuit ceux qui l'empêchent d'agir à sa guise. Refusant symboliquement d'être gênée dans ses mouvements, elle ne porte ni ceinture ni foulards. Elle est bavarde et se soucie assez peu de l'intérêt que les autres portent à ses propos lorsque c'est elle qui parle. Contrairement à *Argentum nitricum*, elle ne semble jamais fatiguée. Plus la journée avance, plus ses idées s'emballent et, le soir venu, elle a du mal à trouver le sommeil.

- Lachesis *est fabriqué à partir du venin d'un serpent d'Amérique du Sud, le* surucucu.

CALCAREA CARBONICA

Il s'agit de l'éternel grand enfant. Le visage poupon, il est d'apparence calme et placide. Plutôt rond, la peau délicate, les cils allongés, il aime les plats lourds et les sucreries, qu'il mange en grandes quantités. Il a le sommeil tranquille et réparateur... à condition de ne pas dormir seul. Car il a peur du noir et de la solitude. Il a un immense besoin d'amour, et également qu'on le lui montre, qu'on le lui dise. Plutôt conservateur, respectueux de l'autorité, il manque un peu de fantaisie.

- Calcarea carbonica *est fabriqué à partir du carbonate de chaux.*

NATRUM MURIATICUM

Il représente l'éternel adolescent. Il est mince, mais possède un gros appétit et aime manger très salé. D'un teint pâle, il est pudique et introverti. Souvent fatigué, de nature mélancolique, ayant la larme facile, c'est un déprimé potentiel. Mais quand il va mal, il faut le laisser en paix sans chercher à le consoler ! D'ailleurs, il aime être seul, rêvasser, lire... Il a peur de s'engager, d'avouer ses sentiments, de se dévoiler. Il a le sentiment de n'être compris par personne et se réfugie volontiers dans la nature.

- Natrum muriaticum *est fabriqué à partir du sel marin.*

PULSATILLA

Blonde, pâle, les yeux clairs, le regard timide, les joues rougissantes à la moindre émotion, c'est une femme douce, effacée et sensible. Elle réunit les attributs de la douce épouse : générosité, gentillesse, besoin d'aimer et d'être aimée. Elle pleure pour un oui ou pour un non, de tristesse comme de joie. C'est une incurable romantique, qui adore les grandes histoires d'amour, les dîners aux chandelles et les promenades en barque. Si elle n'a jamais soif et supporte facilement les plus grosses chaleurs, elle frissonne au premier souffle de vent. Elle déteste être brusquée, qu'il s'agisse de ses sentiments ou de son emploi du temps. D'ailleurs, ses réveils sont difficiles et elle est longue à se mettre en route. Enfin, elle supporte mal d'être enfermée. Cependant, méfiez-vous : quand elle le veut, elle sait tyranniser son entourage en le culpabilisant au besoin avec quelques larmes.

- Pulsatilla *est fabriqué à partir de l'anémone pulsatille.*

PHOSPHORUS

En voilà un (ou une) qui aime le monde. Grand, un peu dégingandé comme s'il avait grandi trop vite, il a un immense besoin de communiquer. Élégant dans sa tenue comme dans ses gestes, totalement extraverti, il sait nouer des relations rapidement, mais a tendance à les oublier aussi vite. Il est parfois oiseau de nuit. Hypersensible, il est aussi hyperactif, s'enflammant pour les grandes causes politiques, sociales et humanitaires. Mais les enthousiasmes de cet amoureux du monde s'éteignent comme ils se sont allumés. Très vite, il se désintéresse, se sent fatigué tant physiquement que psychiquement. Heureusement, ce feu d'artifice se remet vite, et le cycle recommence.

- Phosphorus *est fabriqué à partir du phosphore.*

THUYA

En voilà, un tourmenté ! A longueur de journée, à propos de tout et de rien, il s'inquiète, prévoit le pire, fait et refait dans sa tête le scénario catastrophe de ce qui l'attend. Il se réveille en pleine nuit pour reprendre ses ruminations mentales là où le sommeil les avait arrêtées. Cette angoisse latente entretient une nervosité permanente qui se manifeste jusque sur sa peau, souvent grasse et irritée. Il aime se détendre en musique, et verse alors volontiers une larme sur lui-même. Pour le rassurer, il faut lui prodiguer des marques d'affection, verbales et surtout tactiles.

- Thuya *est fabriqué à partir du thuya, un conifère du Canada.*

SEPIA

Hahnemann avait un ami peintre, qui s'enfonça dans la mélancolie sans raison apparente. Ses peintures, au départ vives et colorées, devinrent de plus en plus sombres au fil des années, tout comme son caractère. Hahnemann s'aperçut que son ami mâchonnait en travaillant ses pinceaux, souvent imprégnés d'encre de seiche. C'est ainsi que le médecin découvrit la principale composante psychique de *Sepia*: la mélancolie. Ce remède est souvent donné aux femmes qui se laissent peu à peu tomber dans la dépression, à l'approche de la cinquantaine. Ces personnes possèdent un sens aigu du devoir et de l'abnégation, et se dévouent tant pour les autres qu'elles s'oublient elles-mêmes. Volontiers passives, elles supportent beaucoup sans tenter de changer leur condition – mais non sans irritation. Elles assument leurs responsabilités parfois jusqu'au sacrifice, sans joie et au prix de leur équilibre. Au crépuscule, elles ont parfois des bouffées d'angoisse qui s'interrompent quand la nuit est tombée.

- Sepia *est fabriqué à partir de l'encre de seiche.*

NUX VOMICA

Ce type d'homme est coléreux, autoritaire, volontiers tyrannique. Bourreau de travail, il adore les responsabilités qui lui donnent l'occasion de pratiquer l'art qui lui sied tout particulièrement : le commandement. Il est impulsif, agressif, n'hésite pas à se doper pour se maintenir au meilleur niveau : café, alcools, tabac. Si on le contrarie, il explose en colères violentes. C'est un sanguin, qui se réveille vers trois heures du matin, des idées plein la tête, pour se rendormir quelques minutes avant que le réveil sonne – fort heureusement, il affectionne les siestes qui lui redonnent du tonus après les repas.

- Nux vomica *est fabriqué à partir de la noix vomique.*

LES TRAITEMENTS DE CRISE : JOUR J, INSTANT I

Parfois, nous devons pourtant faire face, de manière ponctuelle, à des événements précis qui surviennent de façon brutale. Pour choisir le bon remède, il faut au préalable déterminer la nature de l'agression et les réactions qu'elle déclenche en soi.

Vous devez faire face à des contrariétés répétées ou prolongées

Vous devenez de plus en plus irritable, de plus en plus sensible, vous avez l'impression que vous ne pourrez pas en supporter davantage. Vos sens sont hyperréceptifs, bruits et odeurs vous parviennent comme amplifiés. Vous avez une sensation de boule dans la gorge et vous soupirez pour soulager cette tension.

- *Votre remède : Ignatia.* Commencez par prendre trois granules en 7 CH, le matin. Si vous constatez une amélioration au bout d'une semaine, passez à 9 CH jusqu'à cessation des symptômes.

Vous avez le trac avant un événement ou une épreuve

C'est une anxiété d'anticipation. L'émotion vous fait perdre vos moyens. Vous tremblez, vous avez mal au ventre, vous dormez mal à force de ressasser votre peur.

- *Votre remède : Gelsemium sempervirens.* Commencez par prendre trois granules en 7 CH, le matin, huit jours avant l'épreuve. Si cette dernière a lieu dans moins d'une semaine, prenez une dose en 9 CH, deux jours avant.

Vous vous sentez brusquement angoissé(e), vous avez peur de mourir

Vous êtes agité(e), vous ne tenez pas en place, vous ressentez une peur irraisonnée et indéfinissable.

- *Votre remède : Aconitum napellus.* Prenez une dose en 9 CH, puis trois granules en 9 CH tous les matins pendant deux ou trois semaines.

Vous avez vécu un choc affectif brutal

En homéopathie, les blessures de l'âme se soignent parfois avec les mêmes médicaments que les blessures du corps. C'est le cas ici.

- *Votre remède : Arnica montana.* Arnica soigne les chocs physiques, les bleus, les hématomes... et les chocs émotionnels. Commencez par une dose en 15 CH, puis recommencez deux jours plus tard.

Vous vous sentez humilié(e), vous ne pouvez pas exprimer votre colère

Vous supportez mal les remarques désobligeantes, et vous en avez subi plus que de raison. Vous devez supporter une personne autoritaire, dans votre famille ou votre profession, face à laquelle vous vous sentez bâillonné(e).

- *Votre remède : Staphysagria.* Prenez d'abord une dose en 9 CH, puis une semaine plus tard en 15 CH. Parallèlement, prenez chaque matin trois granules en 7 CH.

Vous avez des accès de jalousie violents et aigus

Ils surviennent de façon brutale et intense puis disparaissent comme ils sont venus.

• *Votre remède : Apis.* Prenez trois granules matin et soir en 12 CH, puis en 15 CH si un effet commence à se faire sentir.

Vous perdez tous vos moyens lorsque vous êtes confronté(e) à quelqu'un que vous ne connaissez pas

Seul, chez vous, devant le miroir, vous vous sentez capable de conquérir le monde, mais dès que vous êtes en face d'un nouvel employeur, d'un ami récent, ou d'un nouveau collègue, vous vous sentez devenir petit et désarmé.

- *Votre remède : Ambra grisea.* Prenez trois granules matin et soir en 9 CH.

Vous avez la timidité hautaine et distante

Votre timidité n'est qu'une apparence, une protection contre les autres. C'est aussi une façon de masquer des émotions qui vous font peur.

- *Votre remède : Platina.* Prenez trois granules matin et soir en 12 CH.

DÉPENDANCE ET SEVRAGE

Il est impossible de s'intoxiquer ou de devenir dépendant avec l'homéopathie. Les doses, infinitésimales, l'interdisent.

C'est pourquoi la prise de tels remèdes est conseillée pour servir de soutien en période de sevrage des anxiolytiques et des antidépresseurs allopathiques. Il n'y a aucun risque de troquer une dépendance pour une autre !

Les médicaments agissent alors à deux niveaux. D'une part, un médicament de fond aide à « décrocher » en améliorant votre équilibre émotionnel et en régulant votre comportement face aux stress, gommant ainsi ce qui vous a amené à consommer des psychotropes. D'autre part, un médicament à visée symptomatique gomme certains signes désagréables qui surviennent en période de sevrage.

Mais il ne faut pas commencer un tel sevrage à la légère, surtout si vous êtes un vrai consommateur au long cours (plus d'un an de prise régulière). Mieux vaut vous faire suivre par un médecin avec lequel vous pourrez décider de l'étalement des plages et de la rapidité avec laquelle vous pourrez diminuer les doses.

Deux grands remèdes sont couramment prescrits à cet effet.

GELSEMIUM

Il s'agit d'un traitement symptomatique des anxiétés dites « de rebond », qui se manifestent en cours de sevrage. Ces émotions négatives apparaissent et se renforcent à la seule crainte d'un manque possible.

- *A prendre tous les jours, matin et soir, à raison de trois granules en 9 CH.*

NUX VOMICA

L'accoutumance aux psychotropes s'accompagne d'une intoxication latente. *Nux vomica* est alors indiqué, non pour son action sur la sphère physique, mais parce qu'il améliore les capacités d'élimination de l'organisme – notamment celles du foie. Il diminue les nausées, les maux de tête, les insomnies, les crispations musculaires...

- *A prendre tous les jours, matin et soir, trois granules en 5 CH.*

CE QU'IL FAUT SAVOIR

L'homéopathie soigne l'anxiété, l'angoisse, les déprimes et les dépressions.

La logique homéopathique, différente de celle de la médecine allopathique, en fait une thérapie très individualisée, qui s'adapte à chaque patient en fonction de son caractère, de ses comportements et de son histoire personnelle.

L'homéopathie ne dispense pas d'un travail sur soi, d'une investigation en profondeur de sa vie, de son histoire, de ses comportements, de ses émotions qui, seule, permet de s'attaquer aux vraies racines du problème.

L'homéopathie est utilisée par certains «psy» pour accompagner les cures analytiques ou psychothérapeutiques afin de faire sauter les verrous mentaux qui empêchent de mettre les maux en mots.

D'un maniement subtil, l'homéopathie nécessite de recourir à un médecin spécialiste, afin qu'il vous prescrive le bon médicament parmi les quelque 5 000 qui existent à ce jour.

L'homéopathie peut faire l'objet d'une automédication raisonnable : si, au bout d'une semaine, deux tout au plus, aucune amélioration n'est sensible, il faut consulter un médecin.

SI VOUS ÊTES SOUMIS A DES STRESS INTENSES
ET RÉPÉTÉS, OU A UN STRESS PERMANENT

L'homéopathie soulage ponctuellement les états de crise. Un traitement symptomatique permet d'affronter les événements stressants du quotidien avec plus de lucidité et de sérénité.

SI VOUS ÊTES DÉJÀ PLONGÉ DANS UN ÉTAT D'ANXIÉTÉ
CHRONIQUE OU DE DÉPRESSION LATENTE

L'homéopathie agit aussi en profondeur pour rétablir un équilibre rompu à la suite de stress répétés. Il faut alors avoir recours à un traitement de fond, associé ou non à un traitement de crise.

SI VOUS PRENEZ DES MÉDICAMENTS PSYCHOTROPES
ET QUE VOUS DÉSIREZ VOUS SEVRER

L'homéopathie accompagne et facilite le sevrage des médicaments psychotropes. Par son absence absolue de toxicité et la subtilité de son mode d'action, elle contribue à la désintoxication progressive de l'organisme et à la désaccoutumance psychique.

4

LES PLANTES : DES ANTISTRESS VRAIMENT NATURELS

LA PLUS VIEILLE MÉDECINE DU MONDE

L'histoire de la médecine a certainement commencé le jour où un homme – ou, plus probablement, une femme –, au fond d'une caverne, a jeté dans l'eau bouillante une poignée de simples pour soulager l'un de ses compagnons. Image d'Épinal ? Certes. Mais les plantes ont été utilisées à toutes les époques, par toutes les civilisations, pour des fins curatives, et le sont toujours.

Dans nos pays, l'avènement de la médecine chimique a, pendant quelques décennies, relégué la médecine par les plantes au rang de pratique ancestrale, traditionnelle, vieillotte, démodée et d'une efficacité douteuse en regard des progrès apportés par les médicaments modernes. Puis, peu à peu, chercheurs et médecins se sont souvenus que la plupart des grands remèdes actuels avaient été conçus à partir d'une molécule découverte d'abord dans la nature. C'est en étudiant le monde infiniment riche et complexe des végétaux que l'on isole ici tel principe actif, là tel autre. Et l'on n'a plus ensuite qu'à les recopier, les reproduire en laboratoire pour fabriquer un médicament en très grandes quantités. « Le médicament de phytothérapie fait partie intégrante de la thérapeutique », explique aujourd'hui le professeur Robert Anton[1], spécialiste de l'étude des médicaments d'origine animale et végétale à l'université de Strasbourg. « Il n'entre pas en compétition avec le médicament classique, mais occupe une place, entière, à ses côtés[2]. »

C'est dans ce contexte que des voix se lèvent, de plus en plus nombreuses, pour protester contre la déforestation des forêts tropicales – chaque minute disparaît l'équivalent d'un terrain de football. Car dans cet espace se joue un jeu sinistre, ces écosystèmes renfermant des milliers d'espèces toujours inconnues, riches probablement de molécules capables de soigner des maladies encore incurables. C'est notre santé future qui part ainsi en fumée sous nos yeux.

Comment s'est forgé le savoir sur les plantes transmis par les anciens ? Comment, en des temps si reculés qu'on n'en conserve aujourd'hui que des souvenirs épars, les hommes ont-ils découvert que la valériane diminue la nervosité, que la ballote aide à dormir, que l'aubépine calme les palpitations dues à l'anxiété ? Mystère. Pourtant, les recherches menées par les pharmacologues, les pharmacognosistes, les chimistes... confirment le savoir ancestral. Ainsi du millepertuis : on sait depuis toujours qu'il soulage les états d'angoisse et de tension excessive. Études cliniques à l'appui, les chercheurs ont récemment découvert qu'il contient un antidépresseur naturel, capable de rivaliser avec le célèbre Prozac. Ainsi, l'usage que l'on fait des plantes depuis des millénaires correspond bien à l'effet des composants qu'elles contiennent.

N'allez cependant pas croire que les plantes, pour être une thérapeutique naturelle, soient dénuées de toxicité. Tout le monde sait que l'on peut s'empoisonner avec de la ciguë ou de l'aconit. Elles sont donc à utiliser avec beaucoup de prudence.

---

1. In *Médecine naturelle*, hors série n° 5, septembre 1997.
2. *Ibid.*

Les plantes agissent avec efficacité sur les déséquilibres psychiques consécutifs à des états de stress, du petit « coup de blues » passager à la dépression grave. Elles soutiennent et accompagnent, à leur manière, le sevrage des psychotropes. Mais comme la phytothérapie est très vaste et très complexe, il faut suivre une méthode rigoureuse. En effet, on peut se soigner par les plantes en prenant des tisanes, des gélules, des extraits liquides, mais aussi en utilisant les puissantes huiles essentielles qui en sont extraites, ou les élixirs floraux qui rassemblent en leur sein l'énergie curative des fleurs.

Chaque forme de thérapeutique a son histoire, sa logique, et ses applications. Nous avons volontairement schématisé cet univers pour vous faciliter la tâche. Nous allons donc vous présenter les élixirs floraux, la phytothérapie et l'aromathérapie en associant à chacun un type d'approche : le plus évident, celui pour lequel ce type de thérapeutique est le mieux adapté.

Ainsi, les élixirs floraux, à l'action douce et subtile, sont plus efficaces en prévention, quand il s'agit de corriger des déséquilibres émotionnels courants, ou d'affronter les stress quotidiens. Les plantes elles-mêmes, utilisées en tisane ou sous des formes plus modernes, soignent les symptômes liés aux excès de stress : insomnie, nervosité, anxiété, angoisse, déprime. En revanche, les huiles essentielles, plus concentrées et plus puissantes que les premiers, agissent avec encore davantage de force sur les états de stress plus violents ou plus anciens.

LES ÉLIXIRS FLORAUX : LA SUBTILITÉ

« Ce que nous appelons maladie est le stade terminal d'un désordre beaucoup plus profond. Pour assurer un succès complet au traitement, il est évident qu'on ne saurait traiter la conséquence seule sans remonter à la cause fondamentale pour l'éliminer », expliquait le docteur Edward

Bach, un médecin anglais pas tout à fait comme les autres, qui s'était intéressé aux énergies subtiles présentes dans la nature et surtout dans les fleurs. Traiter la cause première, profonde, émotionnelle des maladies : c'est ce que font ces élixirs de fleurs. Autant dire qu'ils collent de près à la problématique du stress, et à la composante psychosomatique des maux qui en découlent.

UN PEU D'HISTOIRE

Tout commence en 1886, au début de l'automne, le 24 septembre. Dans la petite ville de Moseley, en Angleterre, la famille Bach s'agrandit d'un troisième enfant : un garçon, que ses parents nomment Edward. Vif et d'un caractère bien trempé, il exprime très tôt ses goûts : se promener dans la campagne, dormir à la belle étoile, se laisser bercer par son amour de la nature. Il est indépendant et optimiste. Il passe du rire à la concentration d'une seconde à l'autre. Il peut rester des heures assis dans l'herbe, à contempler une fleur ou l'écorce d'un arbre. Il ne se sent pas coupé des hommes pour autant, car il est empli de compassion pour les maux dont souffrent ses semblables. Très vite, sa conviction est faite : il sera médecin. Il refuse de reprendre la petite entreprise familiale et commence ses études, avec pour ambition d'apporter au monde de nouveaux remèdes, qui pourraient en soulager la misère profonde. Il est admis à l'université, d'abord à Birmingham, puis au centre hospitalier universitaire de Londres. Il devient officiellement médecin en 1912.

Mais la vie citadine lui pèse, les temps sont durs et l'argent manque. Au lieu de se plonger dans la lecture afin de se perfectionner dans les techniques utilisées par ses pairs, il se lance dans l'observation, étudie les malades, leur souffrance et la manière dont ils l'expriment. Il observe la nature dès qu'il le peut, et passe ainsi cinq années à « oublier toutes les sottises que ses études lui avaient apprises ». Très tôt, son intuition l'oriente vers la personnalité de ses malades, plus que vers les maladies dont ils souffrent.

Comme Hahnemann plus d'un siècle avant, ses échecs lui pèsent. Il ne soigne pas comme il le voudrait. Il décide alors de se mettre en quête : il ferme son cabinet et accepte un poste d'assistant en bactériologie au centre hospitalier universitaire de Londres. Il y travaille notamment sur les bactéries intestinales et, à partir des toxines intestinales des malades, met au point un vaccin efficace pour soigner certaines maladies chroniques.

1914 : arrive la guerre. Edward, de santé fragile, est réformé. Mais il ne chôme pas pour autant : il dirige un service hospitalier de 400 lits, continue ses recherches en bactériologie, poursuit ses observations cliniques... C'est trop. En juillet 1917, il s'effondre. Coma, opération... A son réveil, on lui annonce qu'il a un cancer et qu'il ne lui reste que trois mois à vivre. Il n'a alors guère plus de trente ans. Il décide de ne pas écouter les médecins, se remet au travail d'arrache-pied, mobilise ses ressources intérieures et puise en lui une force qui le guérit en quelques mois, au grand étonnement de ses confrères qui l'ont soigné et opéré.

Ceux-ci s'en tiendront à leur stupeur, lui cherchera à comprendre. Pourquoi ? Comment est-ce possible ? Il attribue sa guérison au but qui le fait vivre, à cette motivation constante qui le pousse à agir, à son désir profond de vivre pour soigner les autres. Il réalise alors deux faits majeurs : l'attitude psychique et spirituelle est essentielle dans la maladie et la guérison ; le médecin, par son comportement, peut renforcer ou briser ce potentiel vital indispensable.

Les années passent, Edward Bach est de plus en plus apprécié par la communauté médicale qui approuve tant ses recherches en bactériologie que la rigueur de son approche clinique. Mais l'homme reste insatisfait. Il change de poste et entre au Royal Homeopathic Hospital de Londres. Il ne connaît rien à l'homéopathie, mais pour ce curieux cela constitue un avantage. Le travail d'Hahnemann l'enthousiasme : soigner le malade et non la maladie, chercher le semblable, la substance qui provoque les symptômes, pour l'utiliser à des fins de guérison, tout cela fait résonner en lui un écho très puissant. Il entreprend donc de faire la synthèse entre l'homéopathie et ses propres travaux. Sa vision de la médecine est très moderne : il affirme déjà qu'au lieu de lutter contre les microbes et les virus, il vaut mieux renforcer les défenses immunitaires des malades. Et surtout, il reste persuadé que la guérison du corps passe par celle de l'âme.

En 1928, Edward Bach a 42 ans. Reconnu, apprécié, il gagne alors très bien sa vie. Mais il s'ennuie, veut fuir le brouhaha du monde moderne. Un jour, il brûle toutes ses notes, ferme son laboratoire et part pour le pays de Galles. Il n'emporte pour tout bagage qu'un petit sac et plusieurs paires de chaussures. Il veut marcher, marcher... Il sent confusément que la nature répondra à ses questions.

Et il marche. Il parcourt des dizaines de kilomètres chaque jour dans les prairies et les bois. Il sent vibrer la nature, ressent même l'énergie qui circule dans les fleurs, les herbes, les buissons et les arbres. Il est de plus en plus convaincu que les plantes sont le réceptacle d'une formidable alchimie qu'aucun laboratoire n'égalera jamais. « Bien des plantes possèdent des propriétés thérapeuthiques qui allègent les souffrances humaines, écrit-il alors. Certaines sont utilisées en médecine, mais celles que je cherche sont les vraies plantes guérisseuses qui renferment encore un plus grand pouvoir. Leur œuvre est non d'alléger mais de guérir. De ramener la santé dans le corps et dans l'esprit [1]. »

Un jour, sur les bords d'une petite rivière, il cueille des fleurs de muscade et d'impatiente sauvage et entreprend d'en faire des dilutions homéopathiques. Il obtient des

1. In Iona Sarah Salomon, *Fleurs et santé*, Le Souffle d'or, 1994.

résultats sur des malades. Mais tout est encore compliqué et confus. Il cherche le véritable médicament, celui qui serait simple, utilisable par tous, à tout moment. Avec sa collaboratrice de toujours, qui l'a accompagné dans son voyage, il s'intéresse de plus en plus aux états émotionnels des malades, persuadé qu'ils sont la clé du problème. Il étudie ses propres états psychiques (anxiété, déprime, colère...) et cherche la plante pouvant l'aider à réharmoniser son état intérieur. Intuitivement, il établit des relations entre les hommes, leurs états d'âme et les végétaux. Un peu à la manière d'Hahnemann, il en dresse un répertoire.

Mais cette démarche n'est pas encore assez subtile pour Bach. Pas assez épurée. Il pense alors aux fleurs : ne serait-ce pas là, dans leur corolle colorée, dans ce vase naturel qui recueille la rosée du matin, que la nature aurait concentré l'essentiel de son énergie curative ? Il se met à ramasser délicatement la rosée déposée au cœur des fleurs dans le premier soleil du matin. Il procède à des essais sur des malades et obtient des résultats étonnants. Il se sent proche d'une grande découverte. Mais il lui faut trouver un autre moyen de production, car la cueillette de la rosée est trop contraignante pour être réalisée à grande échelle. Or, c'est à grande échelle qu'Edward Bach veut soigner. Il laisse alors tremper des fleurs dans un bol d'eau de source, puis expose le tout au soleil pendant quelques heures, sur le lieu même où la fleur avait grandi pour ne rien perdre de son énergie initiale. Selon le médecin, l'eau s'imprègne de ces vibrations curatives et il suffit de l'avaler pour en bénéficier. La méthode simple qu'il cherche depuis des années est enfin exhumée des limbes de l'ordre naturel : le feu, la terre, l'air et l'eau, alliés pour donner un remède à la fois doux, subtil et puissant.

En 1930, il publie ses travaux dans plusieurs livres. Son discours est toujours le même : la maladie n'est pas due à des facteurs physiques, mais à des états d'être qui diminuent le bonheur de l'individu. Or, cette disposition d'esprit est la meilleure thérapie que Dieu ait mise à notre disposition ; nous devons cultiver notre bonheur ; pour nous aider, nous pouvons utiliser la sagesse des fleurs.

En 1934, Bach jette enfin l'ancre à Sotwell, dans la vallée de la Tamise, dans une maison baptisée Mount Vernon. Très vite, ses ennuis commencent avec le corps médical. Les médecins sont en effet opposés aux étranges pratiques de leur confrère. Mais l'homme est têtu. Il continue. Il crée des élixirs et guérit. Son seul but. Il expérimente 12 remèdes, puis 19. En 1936, il dispose de 38 élixirs de fleurs aux modes d'emploi précis. Mais la fatigue se fait sentir. Il est de plus en plus faible. Il s'alite. Jusqu'au dernier jour, il travaille dans sa chambre, dirige ses assistants, poursuit ses consultations. Le 27 novembre, il s'éteint calmement, laissant pour tout héritage 38 extraits d'états d'âme... et plusieurs paires de chaussures.

LES ÉLIXIRS FLORAUX AUJOURD'HUI

Depuis la disparition du célèbre médecin, d'autres ont poursuivi son œuvre un peu partout dans le monde, notamment aux États-Unis et en Australie. Il est vrai que Bach avait mis au point un principe qu'il n'avait appliqué qu'à la flore de son pays. Ailleurs, d'autres fleurs renferment d'autres énergies curatives. C'est ainsi que l'on peut aujourd'hui disposer, en France, de plus de 70 élixirs floraux. Des chercheurs se sont également attachés à améliorer les procédés de fabrication ou de conditionnement.

Mais bien peu de scientifiques se sont penchés sérieusement sur le mode de fonctionnement de ces extraits subtils de l'âme des fleurs. L'aspect poétique et énergétique des élixirs floraux a tendance à rebuter les chercheurs. Parler de « l'âme des plantes » n'est guère du goût de tous. Les scientifiques savent pourtant que les plantes communiquent entre elles et avec les animaux qui les environnent, notamment les insectes, en sécrétant des substances chimiques odorantes. Elles développent également des stratégies de défense contre les prédateurs. Disposeraient-elles d'une sorte de conscience, différente de la nôtre ? En observant ainsi les capacités cachées des végétaux, Jean-Marie Pelt s'écrie : « S'agit-il d'une erreur de la nature ? Ou d'un secret que nous n'avons pas encore réussi à percer[1] ? »

Les médecins et les naturopathes qui prescrivent des élixirs floraux, les laboratoires qui les produisent, les patients qui les utilisent avec succès, montrent l'efficacité de ces remèdes. Et ils entendent bien bénéficier d'ores et déjà des bienfaits de ce secret que la science moderne n'a pas encore percé.

L'une des rares études scientifiques a été effectuée à l'université de médecine et de pharmacie de Poitiers, par Marc Paget. Ce chercheur a étudié deux élixirs (fleur d'églantier et chèvrefeuille) en chromatographie par couche mince. Sans entrer dans les détails techniques, ce mode d'observation permet de déterminer si une substance contient des éléments observables – qu'il s'agisse de matière (molécules, atomes...) ou d'information (messages électromagnétiques ou vibratoires...) – en « photographiant » sa structure et en la comparant à celle d'une substance neutre, généralement de l'eau. Or, non seulement les deux élixirs présentaient des images très différentes de celle de l'eau, mais elles étaient également différentes entre elles. Cela laisse supposer que « quelque chose », même si nous ne savons pas encore quoi, passe de la fleur dans l'eau au moment de la fabrication de l'élixir. Et ce « quelque chose » soignerait nos états d'âme. « Pour Bach, expliquent Ronald Mary et Philippe Menechi, l'homme, et plus largement la vie, sont des éléments d'un ensemble bien plus vaste. La vie est une parcelle d'une unité qui nous englobe. Tous les hommes sont liés à cette globalité, ainsi qu'à tous les autres éléments qui font cette globalité[2]. »

1. In *Les Langages secrets de la nature*, Fayard, 1996.
2. In *Guide familial des élixirs floraux*, Sully, 1995.

L'homme dispose d'une âme immortelle et d'une personnalité mortelle. Tant que l'une et l'autre sont en harmonie, nous restons en bonne santé. Mais quand la personnalité n'est plus en accord avec l'être intérieur, il y a perturbation, distorsion, perte d'énergie. Ces états d'âme négatifs créent un terrain favorable à l'installation de pathologies. Les désordres psychiques et émotionnels, puis la maladie physique, sont les étapes de ce processus. Chacune de ses souffrances indique au sujet qu'il doit changer. Les vibrations émises par les fleurs viennent donner l'information manquante, pour réconcilier toutes les parties de notre être. L'âme et l'homme.

ÉLIXIRS FLORAUX : MODE D'EMPLOI

Les élixirs floraux de base, dits « élixirs purs », sont généralement présentés sous forme de flacons compte-gouttes. C'est à partir de cette substance initiale que vous préparerez chaque matin votre élixir dilué pour la journée.

Vous pouvez opérer de deux façons :

– soit mettre deux gouttes d'élixir pur dans un verre d'eau pure et plate (eau de source, par exemple). Puis, quatre fois dans la journée, à distance des repas, prendre une cuillerée à café de cette eau ;

– soit mélanger 10 ml d'eau avec une goutte d'élixir pur, et prendre quatre gouttes de ce mélange quatre fois par jour.

Vous pouvez, si vous le désirez, mélanger plusieurs élixirs purs dans votre préparation quotidienne (pas plus de quatre ou cinq).

Une cure de base dure en général quatre semaines.

En cas de crise, vous pouvez prendre votre élixir dilué toutes les demi-heures jusqu'à ce que votre état s'améliore.

Voilà pour la méthode traditionnelle.

Il est aussi possible de se procurer des élixirs déjà dilués et conditionnés en doses (gélules par exemple), qui sont d'une utilisation plus pratique même si les puristes pensent que cette forme peut nuire à la qualité de la vibration transmise par le produit.

Enfin, vous pouvez aussi verser 5 gouttes d'élixir pur dans l'eau de votre bain, ou masser une partie précise du corps avec une dizaine de gouttes, également d'élixir pur. Lorsque vous êtes en état de stress, choisissez soit le plexus solaire, zone souvent nouée et tendue, soit la partie de votre corps où des douleurs sont survenues à la suite de l'agression que vous subissez (épaules, dos, nuque...).

On trouve les élixirs floraux dans certaines pharmacies spécialisées ou dans les magasins de diététique.

PETIT GUIDE DES ÉTATS D'ÂME ET DES ÉLIXIRS FLORAUX QUI LES SOIGNENT

Pour choisir l'élixir qui vous convient, vous allez devoir vous regarder autrement que d'habitude. Lorsqu'on lit pour la première fois la description de ces remèdes et celle des états auxquels ils sont associés, on identifie volontiers un grand nombre de fleurs tant nos états d'âme sont nombreux, variés et parfois contradictoires. Pourtant, même si les élixirs sont absolument dénués de toxicité, il est inutile d'en avaler plus de quatre ou cinq à la fois : les messages ou les informations énergétiques qu'ils transmettent seraient brouillés.

Force est, alors, de vous poser les bonnes questions :

– quels sont mes qualités et mes défauts ?

– qu'attends-je de ma vie ?

– qu'est-ce qui gêne l'expression de ma personnalité ?

– que suis-je prêt à abandonner, de quoi puis-je me passer, que suis-je prêt à perdre pour changer ?

Fiez-vous à vos réponses immédiates et prenez l'élixir qui leur correspond le mieux. C'est un premier niveau d'action. Que vous sentiez ou non une amélioration, recommencez régulièrement cet exercice de question-réponse, en essayant d'être sincère avec vous-même. S'il vous semble que vos réponses se modifient, c'est que le premier élixir a fait son effet. Suivez cette évolution et changez d'élixir.

C'est ainsi que les remèdes deviennent des catalyseurs de changement. Lorsque vous atteindrez un véritable nœud intérieur, vous le sentirez. Puis vous constaterez, au bout de quelques jours ou, au maximum, de quelques semaines, une réelle amélioration, une libération de la difficulté qui était apparue.

Ainsi, d'étape en étape, vous parviendrez au cœur de vous-même, là où sont nouées les souffrances profondes qui sous-tendent vos comportements, vos émotions, vos réactions au stress, et tous les problèmes qui en découlent.

Voici les principaux élixirs utilisés dans les états de stress. Nous avons volontairement limité cette liste aux remèdes de Bach, les élixirs sont donc choisis parmi les 38 mis au point par le médecin. Le nom inscrit entre parenthèses correspond à l'appellation anglaise, qui avait été donnée par Bach lui-même.

Vous êtes plutôt en proie à des états anxieux

Vous avez la sensation d'être toujours confronté aux mêmes problèmes, comme si vous ne parveniez pas à tirer de leçons de vos expériences.

- *Votre remède : Bourgeons de marronniers (Chestnut bud).* Il augmente les capacités d'adaptation de l'individu et l'incite à vivre pleinement le moment présent.

Vous avez peur de vous affirmer et vous vous sentez facilement influençable. Pour vous, c'est toujours « le dernier qui a parlé qui a raison ».

- *Votre remède : Centaurée (Centaury).* Il renforce la sensation d'individualité et la volonté profonde. Il aide à trouver une plus juste place au sein des groupes.

Vous ne manifestez jamais vos faiblesses et chacun loue votre force. Aussi les autres se reposent-ils sur vous et vous portez comme un fardeau leurs malheurs jusqu'à épuisement. Vous vivez dans un état de tension permanent qui finit par vous vider de toute énergie.

- *Votre remède : Chêne (Oak).* Il relance l'énergie et équilibre les différentes composantes de la personnalité, autorisant celles qui sont enfouies à émerger.

Vous êtes nostalgique. Vous vivez dans un passé que vous idéalisez pour ne pas voir le quotidien.

- *Votre remède : Chèvrefeuille (Honeysuckle).* Il rend sa juste place au passé, redonne la joie de vivre au présent et aide à regarder l'avenir sans peur.

Vous êtes pessimiste. En proie à un perpétuel doute, incapable de voir la face positive des choses. Vous ressassez les mêmes idées, repassez les problèmes dans votre tête jusqu'à épuisement, sans jamais trouver de solution nette et franche.

- *Votre remède : Gentiane (Gentian).* Il entretient la confiance en soi, la persévérance et la volonté. Il aide à positiver toutes les situations du quotidien.

Vous êtes indécis, vous remettez sans cesse tout en question. Cela ne vous empêche pas de prendre des décisions, mais vous éprouvez des difficultés à vous y tenir. C'est pourquoi les autres ont peu confiance en vous.

- *Votre remède : Gravelle annuelle (Scleranthus).* Il rétablit le contact entre vos états intérieurs et la réalité extérieure, contribue à la réalisation de vos projets.

Vous êtes paniqué à la suite d'un choc intense, d'un stress violent. Vous êtes comme paralysé, incapable de réagir autrement que par des explosions de crises hystériques.

- *Votre remède : Helianthème (Rock rose).* Il transforme la peur en énergie positive, ce qui redonne courage et contrôle de soi en cas de situations d'urgence.

Face aux situations stressantes, vous devenez intolérant, critique vis-à-vis des autres, comme si vous étiez seul à détenir la vérité. Vous mettez toujours en avant l'aspect négatif des êtres et des événements.

- *Votre remède : Hêtre (Beech).* Il aide à voir plus loin, à regarder plus objectivement les choses et les êtres, et rend la tolérance à ceux qui l'ont perdue.

Les situations agressantes de la vie vous rendent suspicieux, méfiant, envieux, jaloux.

- *Votre remède : Houx (Holly).* Il transforme les sentiments négatifs en sentiments positifs. Il favorise l'éveil d'un amour sincère et profond.

Les états de tension intérieure vous rendent impatient et irritable. Vos réactions vis-à-vis de votre entourage sont brusques et parfois violentes.

- *Votre remède : Impatiente (Impatiens).* Il aide à réagir sereinement, en prenant le temps et en faisant bien les choses. Il permet ainsi d'éviter les erreurs commises dans la précipitation.

Vous vous perdez en réflexions inutiles qui vous empêchent de régler les vrais problèmes. Cette hyperactivité mentale vous rassure, mais vous interdit de voir clairement les choses.

- *Votre remède : Marronnier blanc (White chestnut).* Il met le mental au repos et ouvre des espaces de paix intérieure où l'on puise discernement et lucidité. Il rend la pensée féconde et créatrice.

Vous êtes toujours inquiet pour vos proches, au-delà du raisonnable. Vous envisagez toujours le pire.

- *Votre remède : Marronnier rouge (Red chestnut).* Il aide à voir le côté positif des choses et évacue les stress que l'on se crée soi-même en jetant un regard faussé sur la réalité.

Vous manquez d'assurance, de confiance en vous. Le perpétuel sentiment d'infériorité que vous éprouvez vous décourage avant toute action.

- *Votre remède : Mélèze (Larch).* Il aide à accepter l'éventualité des échecs et permet de considérer ceux-ci comme des sources d'expérience et d'évolution. De ce fait, vous osez davantage et réussissez mieux, avec plus d'enthousiasme et de vitalité.

Vous êtes craintif, les petits événements du quotidien vous inquiètent. Vous gardez cependant ces sentiments pour vous et cela vous rend sensible, timide et fragile.

- *Votre remède : Muscade (Mimulus).* Il renforce vos capacités et efface les peurs irraisonnées.

Le poison de votre existence est la culpabilité. Vous êtes toujours critique vis-à-vis de vous-même et vous vous sentez responsable de tout et de tout le monde.

- *Votre remède : Pin sylvestre (Pine).* Il modifie le regard que vous portez sur vous-même et vous permet de considérer vos fautes non seulement comme de simples erreurs, mais aussi comme des expériences qui apportent compréhension de soi et du monde.

Vous vous en remettez toujours aux autres par manque de confiance, même s'ils sont moins bien armés pour affronter les situations. En fait, vous êtes à la recherche de votre vraie personnalité et vous le savez.

- *Votre remède : Plumbago (Cerato).* Il redonne confiance en soi, renforce l'intuition, stabilise le mental aidant ainsi à prendre davantage d'initiatives personnelles.

Vous êtes toujours tendu à l'extrême, car vous avez peur de perdre votre contrôle. Vous ressentez une grande violence intérieure que vous cachez à votre entourage.

- *Votre remède : Prunus (Cherry plum).* Il permet d'exprimer ses sentiments avec plus de facilité et de clarté, et contribue à la maîtrise de soi.

Vous rejetez toujours la faute sur les autres ou sur le mauvais sort. Cela vous prive de toute possibilité d'évolution et vous fait voir le monde de manière négative.

- *Votre remède : Saule (Willow).* Il vous aide à déterminer l'étendue respective de vos responsabilités et de celles des autres, et vous permet de prendre conscience de la puissance de la pensée, en termes d'autoconstruction et non d'autodestruction.

Vous êtes rigide, dirigiste, autoritaire. Vous pensez détenir la vérité, ce qui ne facilite pas vos rapports avec autrui et vous entraîne parfois dans des situations difficiles qui auraient été autrement évitées.

- *Votre remède : Vigne (Vine).* Il réveille le respect de l'autre, l'écoute attentive, la compassion.

Vous avez plutôt tendance à être déprimé, voire dépressif

Vous n'avez plus d'espoir, vous avez l'impression que rien ne pourra jamais changer.

- *Votre remède : Ajonc (Gorse).* Il renforce l'optimisme, donne une vision plus positive des choses et aide à percevoir les difficultés et les épreuves comme des opportunités d'évolution.

Vous êtes psychiquement et émotionnellement fatigué, parfois même épuisé. Vous n'avez plus d'envie, plus d'entrain.

- *Votre remède : Charme (Hornbeam).* Il redonne de l'énergie et de l'enthousiasme en modifiant le regard que l'on pose sur la vie. Il donne envie d'agir et de s'investir dans ses actions.

Vous êtes désespéré et cela crée en vous une angoisse insurmontable.

- *Votre remède : Châtaigner (Sweet chestnut).* Il réveille l'espoir et remet en lumière l'idée que tout ce que nous vivons peut être positif, si l'on sait percevoir le message qui y est contenu.

Vous êtes morose et résigné. Vous ne vivez plus, vous survivez en réduisant tout au minimum : vos actions, vos émotions, vos relations... Vous subissez les événements plus que vous ne les provoquez.

- *Votre remède : Églantier (Rosa canina).* Il réveille vos potentialités endormies et redonne le goût d'une vie intense.

Vous vous sentez bloqué, brimé par votre environnement, et cela vous déprime. Vous avez de grandes capacités, mais vous ne parvenez jamais à les mettre en pratique. Vous manquez surtout de réelles motivations.

- *Votre remède : Folle avoine (Bromus ramosus).* Il aide à éclaircir le paysage intérieur, à trouver les vraies questions et à donner les bonnes réponses, à découvrir les justes orientations à donner à l'existence.

Vous plongez brutalement dans la mélancolie et la déprime, sans raison précise. Ces états sont intenses mais courts, et repartent comme ils sont venus.

- *Votre remède : Moutarde (Mustard).* Il équilibre l'état intérieur et aide à se sentir calme et confiant face à la vie.

Vous ne parvenez pas à faire le deuil d'une situation passée. Vous avez du mal à franchir ce seuil déterminant et vous vous sentez lié comme par une chaîne à un passé qui vous empêche de profiter pleinement du présent.

- *Votre remède : Noyer (Walnut).* C'est le compagnon des passages, depuis les grands bouleversements de l'existence (adolescence, ménopause, perte d'un être cher...) jusqu'aux petites morts et renaissances quotidiennes (angoisse de la nuit qui tombe, difficultés au coucher ou au lever...).

Vous paraissez fort, puissant, vous accumulez les responsabilités. Vous aimez la vie, l'envisagez apparemment avec optimisme, mais vous souffrez de déprimes profondes et passagères qui surviennent brutalement.

- *Votre remède : Orme (Elm).* Il apprend à mieux répartir les responsabilités et à déléguer.

Dans tous les cas

Vous venez de subir un choc intense, quelle que soit votre manière d'y réagir. Ou vous avez vécu un traumatisme dont vous portez encore les traces.

- *Votre remède : Étoile de Bethléem (Star of Bethleem).* C'est le « grand réconfortant ». Il libère des stress intenses et des traumatismes anciens qui se sont inscrits dans votre mémoire.

Dans tous les cas d'urgence : accident, intervention chirurgicale qui vous angoisse, rendez-vous important qui vous intimide, stress passé ou que vous anticipez...

- *Votre remède : Remède d'urgence (Rescue Remedy).* C'est un complexe d'élixirs floraux, mis au point par Bach à partir de cinq fleurs choisies pour leurs vertus réconfortantes et rééquilibrantes : Étoile de Bethléem, Hélianthème, Impatiente, Prunus, Clématis.

Ce médicament existe aussi en pommade, pour soulager les chocs physiques (contusions, bleus, entorses, etc.).

DÉPENDANCE ET SEVRAGE

Impossible de s'intoxiquer avec les élixirs floraux de Bach, impossible de se rendre malade et de devenir « accro » avec des doses trop importantes. Au pire, si vous prenez plus d'élixirs que nécessaire, vous perturberez le message vibratoire des fleurs et vous ne ressentirez plus ses effets bénéfiques. Il est donc très aisé d'arrêter le traitement lorsque le remède a fait son effet.

En revanche, les élixirs floraux ne sont pas capables, comme l'homéopathie ou la phytothérapie, de remplacer les médicaments psychotropes pendant les premières phases de sevrage. Ils peuvent néanmoins accompagner le processus, en plus des autres traitements prescrits par le médecin, pour adoucir les souffrances liées aux remontées émotionnelles et contribuer au rééquilibrage de la personnalité. Toutefois, il vaut mieux attendre quelques semaines pour les prendre, quand le programme de sevrage est assez avancé. En effet, pendant la première phase, l'organisme intoxiqué par l'excès de médicaments n'est pas toujours sensible à la subtilité du message énergétique diffusé par les élixirs.

LA PHYTOTHÉRAPIE : L'EFFICACITÉ

Nous voilà dans un usage plus traditionnel des plantes. Qu'on les prenne en tisanes, en décoction, ou de façon plus moderne en gélules ou extraits liquides, leurs vertus calmantes, relaxantes, tonifiantes, revitalisantes... sont propres à soulager les états de tension déclenchés par le stress. Elles soignent également les symptômes dus au stress, notamment l'insomnie.

Leur efficacité repose sur la complexité de leur structure. Elles contiennent de nombreux composants dont l'action combinée dépasse, de loin, l'addition des effets de chacun d'entre eux. C'est pourquoi leur action, qui peut être parfois violente, voire toxique lorsqu'on ne respecte pas les prescriptions, n'est jamais assortie du cortège d'effets secondaires que l'on rencontre avec les médicaments chimiques.

Comment ? C'est simple : lorsqu'on isole un composant dont on a compris le mode d'action, qu'on le reproduit et qu'on le prescrit à des malades, on le sépare de ceux qui lui permettaient, dans une action globale, synergique, d'être bien toléré, d'agir plus ou moins vite, plus ou moins longtemps, d'être mieux assimilé et facilement évacué – sous forme de résidus –, et de ne pas stagner trop longtemps dans le corps. Là où la molécule artificielle, copiée sur sa sœur végétale, frappe vite et fort, la plante entière respecte l'ensemble de la machine organique.

Si les molécules chimiques possèdent une incontestable efficacité, indispensable dans les cas où la riposte doit être violente et massive (et peu importent alors les conséquences), tel n'est pas le cas en ce qui concerne les troubles consécutifs aux états de stress, dont la nature est d'être latents, sournois, chroniques, et qui demandent une approche plus fine.

QUELLES FORMES POUR QUELS USAGES ?

Les plantes sont des organismes vivants, à la vie souvent courte. Pour profiter de leurs bienfaits, il faut en conserver intacts, le plus longtemps possible, les principes actifs. C'est un souci aussi ancien que la phytothérapie elle-même.

Aussi le phytothérapeute doit-il être attentif à la fois à la manière dont la plante a poussé, à l'époque de la cueillette, et surtout au mode de conservation. Jadis, c'était simple : on laissait sécher les plantes pour les utiliser plus tard en tisanes ou décoctions, ou bien on les laissait macérer dans du liquide plusieurs jours – voire plusieurs semaines –, avant de presser le tout pour en recueillir l'extrait.

Aujourd'hui, les remèdes revêtent toutes les formes, dites « galéniques ». Ce terme vient de Galien, grand médecin grec qui vécut au IIe siècle de notre ère et fut le médecin privé de l'empereur Marc Aurèle. On le présente souvent comme le précurseur de la médecine expérimentale, car il s'attacha, toute sa vie, à observer pour comprendre : il fut l'un des premiers à disséquer les animaux pour percer les secrets de leur fonctionnement, et à s'apercevoir que le mode de conditionnement des remèdes modifiait leur efficacité. C'est pourquoi, en souvenir de ses travaux, on nomme aujourd'hui « forme galénique » la présentation d'un produit : poudre ou sirop, gélule ou comprimé, ampoule ou huile de friction...

LES FORMES TRADITIONNELLES : TISANES ET DÉCOCTIONS

Elles sont, aujourd'hui encore, les modes d'utilisation les plus courants. On se procure la plante séchée, en vrac.

Parfois, c'est la plante entière, parfois c'est une partie seulement (feuilles, fleurs, racine...) lorsque celle-ci possède des vertus suffisantes. Il est même des cas où les diverses parties d'une même plante ont des propriétés différentes.

Puis on procède soi-même à la préparation.

Préparer et réussir une tisane

Il faut d'abord faire bouillir l'eau, puis la verser, encore frémissante, sur les plantes avant de remuer et de couvrir. Selon les plantes, le temps d'infusion est plus ou moins long (5 à 20 mn environ). Enfin, on passe avec un tamis fin. Mieux vaut ne pas sucrer les tisanes, pour éviter de surconsommer du sucre et pour que la digestion du glucose ne vienne pas contrarier l'assimilation des principes actifs. Cependant, certaines plantes ont mauvais goût. Vous pouvez alors sucrer avec un peu de miel, ou mélanger la plante avec une autre, plus aromatique et à la saveur agréable.

Si les tisanes se préparent souvent avec des plantes séchées, c'est pour une raison d'efficacité. En effet, les principes actifs sont enfermés dans les cellules du végétal, à l'intérieur de sortes de petites boîtes aux parois en cellulose. Lorsque la plante est fraîche, la chaleur de l'eau ne suffit pas à briser la cellulose et une partie des principes actifs reste dans la plante. Mais quand on utilise la plante sèche, la cellulose est déjà fissurée et toute l'efficacité de la plante passe dans l'eau.

Cependant, certaines molécules, non solubles dans l'eau, ne sont présentes ni dans la tisane ni dans la décoction. Il faut un conditionnement à base d'alcool (teinture-mère, alcoolat...) pour les extraire de la structure du végétal.

Préparer et réussir une décoction

Il faut placer les plantes dans l'eau à température ambiante. L'idéal est de les laisser ainsi reposer quelques minutes avant de chauffer. Ensuite, on laisse bouillir le tout un temps donné (2 à 20 mn selon les cas). Enfin, on filtre dans un tamis fin et on presse pour extraire le liquide obtenu.

Décoctions et tisanes sont deux façons différentes et complémentaires d'utiliser les plantes. On les choisit en fonction soit de la plante elle-même, soit de l'usage que l'on veut en faire.

LES MÉDICAMENTS MODERNES

Depuis quelques années, les laboratoires de phytothérapie rivalisent d'ingéniosité pour mettre au point des procédés de fabrication et de conditionnement qui conservent aux simples leurs vertus et en facilitent l'usage. Il n'est pas toujours pratique de se faire une tisane lorsqu'on n'est pas chez soi ! Il est beaucoup plus aisé d'avaler quelques gélules avant le repas lorsqu'on mange au restaurant. C'est à chacun de choisir, en fonction de ses envies et de ses possibilités.

Il y a en outre dans la tisane et la décoction une part de rituel que certains apprécient, alors que d'autres se sentent plus proches des formes galéniques modernes.

Pour vous retrouver facilement parmi ces produits, voici ceux que l'on trouve dans les pharmacies et les magasins de diététique – et parfois sur les rayons diététiques des grandes surfaces.

Les teintures-mères

Ce sont les mêmes qui sont utilisées en homéopathie pour préparer les dilutions.

Les poudres

Ce sont simplement des plantes séchées, pulvérisées et tamisées, que l'on retrouve couramment dans les gélules de plantes.

Les alcoolats

La plante est mise à macérer dans l'alcool, afin d'en récupérer les substances alcoolosolubles.

Les extraits titrés

Ce sont des extraits de plantes fabriqués de façon à ce que la teneur en principe actif soit toujours la même, quelles que soient la plante, la saison et la région de cueillette. Le végétal macère d'abord dans un mélange d'alcool et d'eau, afin que les principes actifs passent dans le liquide, qu'ils soient hydrosolubles ou alcoolosolubles. La substance obtenue est ensuite séchée, filtrée, ajustée à la bonne teneur en principe actif et conditionnée sous forme de gélules.

Les nébulisats

Les plantes macèrent, ici encore, dans un mélange d'alcool et d'eau, puis le mélange est chauffé et passé à la centrifugeuse.

Les plantes cryogénisées et cryobroyées

Ce mode de préparation est de plus en plus utilisé. Les plantes sont gelées à très basse température, avant d'être réduites en poudre. Cela permet d'éviter le recours à la chaleur, souvent employé pour sécher les plantes, et qui affecte certains principes actifs. Le conditionnement se fait ensuite généralement en gélules.

PETIT GUIDE DES MEILLEURES PLANTES ANTISTRESS

Voici quelques plantes, parmi lesquelles vous pourrez choisir celles qui vous semblent vous convenir le mieux. Cependant, l'utilisation des plantes est parfois plus complexe qu'on ne croit, et le recours au médecin est souvent préférable pour être sûr de ne pas se tromper dans le choix, la forme ou la posologie. En outre, certains végétaux, très efficaces mais d'un usage délicat, ne peuvent faire l'objet d'une automédication et doivent être prescrits par un professionnel.

On trouve toutefois, facilement, plusieurs dizaines de plantes parmi lesquelles celles que nous avons choisies.

Vous êtes anxieux

L'aspérule odorante

Dénuée totalement de toxicité, elle peut être utilisée sans risque. C'est un tranquillisant naturel qui détend, relaxe, soulage la nervosité, l'agressivité et l'anxiété. Par conséquent, elle améliore le sommeil. Elle calme aussi les palpitations liées au stress.

- *En tisane :* 1 cuillerée à soupe pour 1/4 de litre d'eau. Laisser infuser 10 mn.

La marjolaine

Aussi apaisante que l'aspérule, elle est très efficace pour effacer les tics qui apparaissent en période de grand stress.

- *En tisane :* 50 g de plante pour 1 litre d'eau. Laisser infuser 10 mn.

La valériane

Les racines de la plante permettent de lutter contre le stress, la nervosité et les symptômes qui y sont associés telles les palpitations, la tachycardie, les convulsions enfantines. Elle prévient même les manifestations liées à l'épilepsie. Elle aide également à trouver le sommeil. A l'inverse de l'aspérule, qui peut être bue dans la journée car elle facilite le sommeil sans endormir vraiment, la valériane risque de provoquer des somnolences si vous en consommez dès le matin. Attention : si on peut l'utiliser sans surveillance médicale en tisane, il faut être vigilant avec les autres formes galéniques, notamment la teinture-mère, qui possède une importante toxicité cardiaque.

- *En décoction :* 1 cuillerée à soupe de racines finement coupées pour 1/4 de litre d'eau froide. Faire bouillir 2 à 3 mn puis laisser infuser 10 mn. Le goût étant assez désagréable, vous pouvez l'associer à la verveine qui l'adoucira.

La balsamite

Ce puissant antispasmodique calme les manifestations nerveuses liées à l'excès de stress (tremblements, tics, palpitations...). Légèrement euphorisante, elle rend – du moins selon la tradition – la gaieté à ceux qui l'ont perdue.

- *En tisane :* 1 cuillerée à soupe pour 1/4 de litre d'eau bouillante, laisser infuser 10 mn.

La verveine

Il ne faut pas confondre la verveine odorante, la plus utilisée aujourd'hui et qui fut importée du Chili il y a quelques siècles seulement, avec la verveine officinale, la vraie, celle que les Romains appelaient l'herbe à Vénus parce qu'ils l'avaient dédiée à cette déesse. Cette dernière calme les états de stress et résout les problèmes qui en découlent. Si l'on en croit l'herboriste Marie-Antoinette Mulot[1], elle apaise les douleurs gastriques, les névralgies faciales, les migraines et les montées d'hypertension dues à l'anxiété. Elle chasse aussi la fatigue qui s'accumule lorsqu'on est stressé.

- *En décoction :* 50 g de plantes pour 1 litre d'eau froide. Faire tremper 10 mn puis bouillir 10 secondes, et laisser infuser à nouveau 10 mn.

Le tilleul

Ce grand arbre nous calme par ses fleurs. C'est un puissant anxiolytique qui améliore le sommeil et soulage les troubles digestifs liés au stress. Vous pouvez en boire toute la journée car il n'a que de légères vertus hypnotiques.

- *En tisane :* 1 cuillerée à café pour 1 tasse. Laisser infuser 10 mn.

1. In *Secrets d'une herboriste*, Le Dauphin, 1984.

La mélisse

Marie-Antoinette Mulot indique que les médecins l'ont utilisée pour soigner la dépression dès le XVIIe siècle, et pour soulager les accès de mélancolie à partir du XIXe siècle. La mélisse calme les nervosités passagères, notamment chez les femmes à l'approche des règles. C'est aussi un tonique général qui aide l'organisme à résister aux pressions trop fortes.

- *En tisane :* 1 cuillerée à soupe pour 1/4 de litre d'eau. Laisser infuser 10 mn.

La camomille

Qu'il s'agisse de la variété « allemande » ou « romaine », cette plante calme, soulage tensions et douleurs associées à la nervosité.

- *En tisane :* 1 cuillerée à soupe pour 1/4 de litre d'eau. Laisser infuser 10 mn.

Autres plantes

D'autres plantes, dont le lotier cornivulé, sont également efficaces contre l'anxiété, mais en raison de leurs effets puissants et de leurs risques toxiques, elles ne peuvent être utilisées que sur prescription médicale.

Vous avez des insomnies

La ballote

Ce calmant des états de tension nerveuse peut, bien sûr, être prescrit pour soulager l'anxiété. Mais il est surtout efficace contre l'une des principales manifestations anxieuses : les troubles du sommeil. La ballote n'est pas vraiment un hypnotique, mais elle calme assez pour procurer un sommeil calme et sans angoisse, donc sans cauchemars. Important : elle calme aussi l'énurésie nerveuse des enfants.

- *En tisane :* 15 g pour 1 litre d'eau bouillante. Laisser infuser 10 mn. Vous pouvez boire ce litre dans la journée.

Le bigaradier

On utilise les fleurs de cet oranger (la variété qui donne les oranges amères), et surtout ses feuilles, pour apaiser et donner un sommeil serein.

- *En tisane :* 1 cuillerée à soupe pour 1/4 de litre d'eau. Laisser infuser 10 mn.

L'aubépine

Plante mythique s'il en est. Selon la Bible, le buisson ardent qui apparut à Moïse sur le mont Horeb, lorsqu'il entendit la parole divine, était une variété d'aubépine. La décoction d'aubépine traite l'insomnie (principalement), l'angoisse et les palpitations. Cette plante, non toxique, peut être utilisée sans crainte.

- *En décoction :* 10 g pour 1/4 de litre d'eau. Laisser bouillir 3 mn et reposer 10 mn.

La passiflore

Autre « must » du sommeil naturel, il s'agit de la fleur de la passion, transmise par les Aztèques et introduite en Europe par les Espagnols après la conquête du continent centraméricain, et dont les feuilles sont ici utilisées. Celles-ci sont un remarquable antistress, qui apaise les personnes surmenées et leur rend un sommeil serein. Mais attention : n'en buvez pas trop car elle peut provoquer de fortes migraines. Dès les premiers maux de tête, il faut donc cesser le traitement ou diminuer les doses.

- *En tisane :* 1 cuillerée à soupe pour 1 tasse d'eau. Laisser infuser 10 mn. Ne buvez pas plus de 2 tasses par jour.

Le houblon

C'est un sédatif puissant, qui calme jusqu'aux ardeurs sexuelles intempestives. Jadis, on remplissait les oreillers de cônes de houblon, car c'est en respirant les substances volatiles contenues dans ces étranges fleurs qu'on se calme. Attention : comme les cônes de houblon contiennent des phyto-œstrogènes, les femmes ne doivent pas en prendre inconsidérément.

- *En tisane:* 10 g pour 1/4 de litre d'eau. Laisser infuser 10 mn. Boire une tasse au coucher.

Vous êtes fatigué physiquement et psychiquement

Le kava

Star du moment, c'est la plante antistress et antifatigue par excellence. Elle cumule des propriétés rarement réunies dans un même végétal : elle calme la nervosité, apaise les tensions, régularise l'humeur, réveille la joie de vivre, redonne du tonus. Certains de ses composants, les kavactalones, sont aussi efficaces contre l'anxiété que les benzodiazépines, comme l'a montré en 1990 une étude menée en Allemagne. Les effets secondaires en moins ! C'est une plante qui se prend à tous les moments de la journée, du matin – elle facilite le réveil – au soir – elle améliore l'endormissement. Un cas à part !

- En Polynésie, d'où vient cette plante, sa préparation complexe suit un rituel très ancien. On ne trouve pas chez nous de kava en feuilles, pour en faire des tisanes, mais sous la forme de composé à boire (assez mauvais au goût) ou en gélules.

Le ginseng

Cette plante vient de Chine. Son nom local, *Ren Shen*, signifie « homme parfait ». Une appellation sans doute due à la forme de sa racine qui rappelle une silhouette. Et c'est justement cette racine que l'on consomme à titre thérapeutique. Elle possède de puissantes vertus adaptogènes – en termes plus simples, elle aide l'organisme à faire face aux situations difficiles, et notamment au stress. Elle cumule en effet des vertus toniques – mais n'est pas un excitant – et antifatigue.

- On peut consommer la racine fraîche (en croquant un petit morceau tous les matins), mais son goût est peu agréable. On trouve aussi du ginseng en gélules, ampoules ou poudre, seul ou associé à d'autres substances tonifiantes.

Le shii-ta-ké

On le connaît surtout parce qu'il relance le système immunitaire lorsqu'il est fatigué. Une action non négligeable dans les situations de stress puisque, à la longue, celui-ci a tendance à affecter le fonctionnement du système immunitaire, ouvrant la porte aux infections. Mais il y a mieux : une étude clinique menée par le CRDT a montré que ce champignon d'origine japonaise pouvait aider au sevrage des anxiolytiques, en limitant les réactions psychiques et physiques liées à l'abstinence.

- On trouve du shii-ta-ké frais, en hiver, dans certains rayons de fruits et légumes. On peut aussi, et c'est plus facile, se procurer des gélules.

L'éleuthérocoque

Cette plante nous vient de la lointaine Russie. Elle y pousse comme du chiendent, notamment en Sibérie. De nombreuses études ont montré que ce petit arbuste épineux est très efficace pour lutter contre la fatigue, du corps ou de l'esprit. Il relance donc les machines dépassées par les stress accumulés ou minées par des agressions subites et brutales.

- On utilise, ce qui est assez rare, toutes les parties de la plante, feuilles, fleurs, tiges et racines. C'est pourquoi on la prépare rarement en tisane et on la trouve en gélules ou en alcoolats, cette dernière forme étant la plus efficace.

La petite centaurée

Enfin une plante tonifiante bien de chez nous ! Toutes celles dont nous venons de parler ont une origine lointaine qui leur donne un petit air d'exotisme. La petite centaurée, elle, est très commune dans nos prairies. Elle redonne du tonus tout en douceur, plus subtilement que les précédentes.

- *A consommer en tisane.* Compter 1 cuillerée à café pour 1/4 de litre d'eau. Laisser infuser 10 mn. Pour davantage d'efficacité, buvez-la de préférence à distance des repas.

Vous êtes déprimé, voire dépressif

Le millepertuis

Dans ce cas, il vous faut une plante et une seule : le millepertuis.

C'est un véritable antidépresseur naturel. Les « pilules du bonheur » concoctées pour nous par les laboratoires pharmaceutiques n'ont qu'à bien se tenir !

Dans le passé, on faisait respirer des fumées de millepertuis aux personnes accusées d'être possédées par les démons. On sait avec certitude aujourd'hui qu'elles chassent aussi les démons du monde moderne que sont la déprime et la dépression.

La « folie millepertuis » a commencé aux États-Unis à la fin des années 80. Beaucoup d'autres pays ont suivi. Aussi les scientifiques se sont-ils intéressés au sujet et ont-ils mené de nombreuses études (dont 25 en double aveugle, portant sur plus de 2 000 personnes) pour comparer les vertus de l'extrait de millepertuis à celui des divers antidépresseurs classiques. Et les résultats sont sans appel : l'action de la plante est au moins égale à celle des molécules chimiques pour soigner les dépressions réactionnelles, qui représentent 95 % des dépressions – avec les effets secondaires et les risques d'accoutumance physique en moins !

Mais pour cela, il ne suffit pas d'une petite tisane de millepertuis. Il faut consommer un extrait, et pas n'importe lequel. On utilise seulement les sommités fleuries de la plante, que l'on fait macérer dans l'alcool avant de laisser évaporer le liquide (extraction dite à l'alcool). Les extraits ainsi recueillis contiennent de grandes quantités d'hypericine, le composant responsable de l'action antidépressive du millepertuis.

Pour un tel traitement, les patients doivent recevoir environ 3 mg d'hypericine par jour, soit dix fois plus que ce qu'apportent les conditionnements traditionnels (tisanes, jus de plantes...).

Attention : les personnes déjà placées sous antidépresseur ne doivent pas mélanger la plante avec leur médicament habituel, car l'hypericine est incompatible avec certaines molécules artificielles (surtout les IMAO). Par ailleurs, il ne faut pas stopper brutalement la prise d'un antidépresseur pour le remplacer par de l'extrait de millepertuis, car les symptômes pourraient réapparaître de façon brutale et sévère. Pour construire son plan de sevrage, il est impératif de consulter son médecin.

- Jusqu'au mois de mai 2000, on trouvait en pharmacie plusieurs marques diffusant du millepertuis à visée antidépressive, de la même façon qu'aux États-Unis et dans les autres pays d'Europe. La vente en a été interrompue pour des raisons mal définies. Quelques marques ont cependant refusé d'interrompre la commercialisation de ce produit et continuent à le mettre à disposition des consommateurs.

DÉPENDANCE ET SEVRAGE

Les plantes ne provoquent pas d'accoutumance au même titre que les molécules chimiques. Elles peuvent donc être utilisées pour faciliter le sevrage des anxiolytiques et des antidépresseurs chez les consommateurs au long cours. Mais il vaut mieux que le passage progressif du médicament à la plante se fasse sous contrôle médical.

Pour certaines plantes, en cas de surdosage, les accidents toxiques sont possibles. Répétons-le : pour être une thérapeutique naturelle, la phytothérapie n'en est pas totalement douce. Là encore, renseignez-vous bien avant de commencer un traitement et respectez les doses conseillées.

L'AROMATHÉRAPIE : LA PUISSANCE

Nous voilà au plus concentré, au plus violent aussi, de l'action des plantes. Les huiles essentielles sont utilisées depuis plusieurs millénaires en cosmétique et en thérapeutique. Les anciens Égyptiens y avaient recours pour l'embaumement des morts, comme le prouvent les essences de lavande et d'oliban retrouvées dans des vases de la tombe de Toutankhamon. La Chine et l'Inde anciennes les utilisaient également. Leur fort pouvoir antiseptique et antibiotique est désormais reconnu. Elles jouent aussi un rôle dans la prévention et le traitement des états de stress.

QU'EST-CE QU'UNE HUILE ESSENTIELLE ?

C'est un extrait de la plante dans lequel sont concentrés certains principes actifs. Très concentrés, même ! Ce qui fait des huiles essentielles des petites bombes d'efficacité. Corollaire : elles peuvent aussi s'avérer très toxiques et sont à manier avec beaucoup de prudence.

Pour obtenir une huile essentielle, on met généralement la plante à bouillir dans un alambic. La vapeur qui se dégage emporte avec elle certains composants volatils, très chargés en principes actifs. En passant par les fins tuyaux de l'alambic, la vapeur se refroidit et dépose sur les parois une substance légèrement huileuse : l'essence. Il suffit alors de la recueillir de l'autre côté. C'est le mode d'extraction le plus courant.

Les fleurs, trop fragiles pour un tel traitement, sont rangées sur de fines couches de cire où elles déposent leurs composants. Puis la cire est séparée de l'essence grâce à de l'alcool ou après un passage à la centrifugeuse. C'est l'enfleurage. A l'inverse, les écorces d'agrumes, trop épaisses pour être distillées, et qui contiennent toute l'essence du fruit, sont simplement pressées.

Toutes les plantes ne contiennent pas de substances aromatiques. Une laitue, par exemple, n'en donnera jamais une goutte ! En fait, ce sont les plantes aromatiques qui en contiennent le plus : cannelle, romarin, thym, estragon, serpolet, lavande...

Une huile essentielle contient, concentrés jusqu'à cent fois, la plupart des principes actifs de la plante. La plupart, mais pas tous : en effet, au cours de la distillation, certains composants ne sont pas entraînés par la vapeur. Ainsi de la valériane : les principes actifs responsables de son action sédative, les valtrates, sont trop lourds. L'huile essentielle de valériane n'a donc aucun effet sédatif.

A l'inverse, au cours de la distillation, l'action combinée de la chaleur et de l'humidité fait parfois apparaître de nouveaux corps. C'est le cas de l'ail, dont l'huile essentielle contient une substance thérapeutique absente dans la plante elle-même, molécule possédant des vertus contre l'agrégation des plaquettes sanguines, idéale donc pour la circulation.

Les huiles essentielles ne sont donc pas les répliques cent fois concentrées des plantes initiales. Chacune possède ses vertus propres, et celles-ci sont multiples, car les huiles essentielles associent de nombreux types de molécules. L'essence de romarin ne contient pas moins de 250 substances, et l'essence d'origan 85. C'est l'ensemble de ces composants qui fait l'efficacité du produit. Ainsi, pour lutter contre l'excès de stress, nous choisirons des essences sédatives, calmantes, antispasmodiques, mais aussi tonifiantes et revitalisantes.

Attention : chez les personnes allergiques, ces remèdes peuvent provoquer des troubles. En guise de précaution, chacun pourra précéder à un essai du produit, en très petite quantité, sur une étroite portion de peau.

COMMENT UTILISER LES HUILES ESSENTIELLES ?

Vous pouvez les prendre par voie orale, mais il s'agit de la forme sous laquelle elles sont les plus dangereuses. En effet, certaines essences deviennent très toxiques dès qu'on multiplie les doses par trois ou quatre. Et comme ces doses sont de l'ordre de la goutte, il n'est pas toujours facile d'être précis. C'est vrai notamment en ce qui concerne les essences ayant une action sur le système nerveux central. Donc, celles qui calment, apaisent et soulagent les états de stress !

C'est pourquoi les médecins aromathérapeutes sont de plus en plus nombreux à prescrire des traitements par voie orale sous forme de gélules prédosées et préparées par le pharmacien.

En ce qui concerne l'automédication, mieux vaut s'en tenir à l'usage externe des huiles essentielles (frictions, bains, massages, inhalations...). En effet, les principes actifs contenus dans les essences pénètrent également dans l'organisme par voie cutanée, à travers la barrière de la peau, et par voie aérienne, à travers les bronches.

En massage

Préparez un mélange d'huile de base (pépin de raisin, amande douce, jojoba, germe de blé, noyau d'abricot, avocat...). Pour chaque massage, prélevez une grosse cuillerée à soupe de ce mélange d'huile que vous mettez dans un petit récipient, et ajoutez-y une dizaine de gouttes d'essence. Si des essences ont des vertus proches, vous pouvez les associer (jusqu'à trois). Puis massez-vous (ou faites-vous masser) tout le corps avec ce mélange. Idéal le soir avant de vous coucher, pour vous détendre et vous préparer au sommeil.

En friction

Si le massage concerne l'ensemble du corps, la friction se cantonne à une zone précise. Avec le même mélange d'huile de base que pour le massage, préparez un flacon de 100 ml, dans lequel vous verserez 5 ml d'essences. Vous pourrez ainsi frotter, frictionner, la zone du corps que vous désirez détendre (plexus, nuque, épaules, dos, tempes, mais aussi intérieur des poignets...). L'action de la friction est plus précise et plus puissante que celle du massage. On peut y avoir recours facilement la journée, par exemple avant un rendez-vous important.

Dans un bain

Les huiles essentielles n'étant pas solubles dans l'eau, il ne faut pas les verser directement. Elles flotteraient sans se mélanger et risqueraient d'irriter la peau. Versez donc vos huiles (6 à 8 gouttes au plus) dans une cuillerée de lait et mélangez bien avant de laisser couler la préparation dans la baignoire, de préférence sous les robinets ouverts – pour mieux la diffuser. Efficace le soir pour se détendre, et le matin pour se réveiller et se mettre de bonne humeur.

En inhalation

Versez 2 à 3 gouttes d'essence dans un grand bol d'eau bouillante, placez-vous au-dessus, une serviette sur la tête pour vous isoler du reste de la pièce, et respirez les vapeurs. Vous pouvez aussi acheter un diffuseur d'huiles essentielles. Ces petits appareils électriques instillent lentement dans l'atmosphère de la pièce les huiles essentielles dont vous les avez chargés. Les inhalations, comme les bains, sont aussi efficaces le matin pour s'éclaircir les idées que le soir pour les calmer.

COMMENT CHOISIR SON HUILE ESSENTIELLE ?

Toutes les huiles essentielles ne se valent pas. Loin s'en faut. Un thym poussé en serre dans une région sans soleil ne contiendra jamais autant d'essence que son congénère ayant grandi dans la garrigue, dans la chaleur du Midi. Voici quelques conseils pour choisir une bonne huile.

- Lisez attentivement les étiquettes.
- Fuyez les huiles synthétiques ou semi-synthétiques. Ce ne sont que des copies chimiques des principes actifs, seuls ou combinés avec des huiles naturelles. Elles n'ont pas les propriétés thérapeutiques des essences naturelles et peuvent provoquer des réactions (démangeaisons, nausées...).
- Ne prenez que les huiles dites « 100 % naturelles » ou « 100 % pures et naturelles ». Les premières sont des mélanges de plusieurs essences, les secondes des extraits d'une plante unique.

- Si vous le pouvez, choisissez les « 100 % pures et naturelles et d'origine biologique ». Car elles sont alors issues de plantes cultivées selon les règles de l'agriculture bio : sans pesticides, sans insecticides, sans fongicides et sans engrais chimiques. Garantie supplémentaire de qualité.

PETIT GUIDE DES HUILES ESSENTIELLES ANTISTRESS

Voici quelques huiles à utiliser par voie externe pour soulager les tensions, calmer ou au contraire revitaliser si les stress vous épuisent. Vous pouvez les mélanger en fonction de leur parfum, de façon à ce que massages, frictions, bains ou inhalations restent agréables.

En cas d'anxiété

Camomille, mélisse, tilleul, vétiver, romarin, santal, ylang-ylang, lavande, genièvre.

En cas de déprime, voire de dépression

Basilic, bergamote, bois de rose, jasmin, lavande, mélisse, romarin, ylang-ylang, orange, pamplemousse, rose, citronnelle.

En cas d'insomnie

Marjolaine, camomille, néroli, santal, romarin, lavande, mandarine, jasmin.

En cas d'idées confuses

Basilic, marjolaine, hysope (à utiliser avec précaution), menthe poivrée.

En cas de fatigue

Bergamote, cardamome, citron, gingembre, sauge, thym, verveine, thym, fenouil.

TOXICITÉ, DÉPENDANCE ET SEVRAGE

Redisons-le : attention à la toxicité des huiles essentielles, notamment par voie orale. Certaines peuvent être toxiques même en massages (irritations de la peau). Si vous avez la peau sensible, servez-vous avec modération des huiles de cannelle, sauge, girofle, menthe poivrée, basilic et girofle. Cependant, ces remèdes ne peuvent pas provoquer accoutumance et dépendance, au même titre que les médicaments.

Si l'on souhaite les utiliser dans le cadre d'un programme de sevrage des psychotropes, il faut s'adresser à un médecin qui prescrira des huiles essentielles pour remplacer progressivement les molécules chimiques.

CE QU'IL FAUT SAVOIR SUR LES ÉLIXIRS FLORAUX, LA PHYTOTHÉRAPIE ET LES HUILES ESSENTIELLES

Les plantes apportent des solutions naturelles et efficaces aux états de stress.

En prévention, elles peuvent être consommées sous toutes les formes: élixirs floraux, tisanes ou décoctions, gélules ou gouttes, huiles essentielles.

En traitement des symptômes, elles peuvent être prises sous toutes les formes, mais il faut les choisir en fonction du symptôme à soigner (maux d'estomac, insomnies, tensions musculaires...). Toutefois, les élixirs floraux, qui ont une action en profondeur sur la cause psychique et émotionnelle des troubles, agissent plus lentement. Vous pouvez donc d'abord faire taire les symptômes désagréables avec des plantes, avant de vous attaquer à la racine du mal avec des élixirs.

Pour le sevrage des psychotropes, plantes et huiles essentielles sont efficaces, mais le sevrage doit être effectué sous la surveillance d'un médecin, qui en contrôlera les étapes, et ajustera le traitement au fur et à mesure. Les élixirs peuvent accompagner le processus à partir du moment où l'organisme est déjà désintoxiqué.

PRÉCAUTIONS D'EMPLOI

Certaines plantes sont à manier avec précaution, ainsi que l'ensemble des huiles essentielles. N'hésitez pas à demander conseil à un spécialiste.

5

VITAMINES ET OLIGO-ÉLÉMENTS, UN REMPART QUOTIDIEN CONTRE LE STRESS

DES PETITS RIENS QUI FONT BEAUCOUP

Dans sa maison baignée de lumière, au bord de l'océan Pacifique, un vieux « jeune homme » de quatre-vingt-treize ans a livré sa dernière interview, un jour d'août 1994, avant de tirer sa révérence. Il s'appelait Linus Pauling et avait reçu deux fois le prix Nobel en 1954 et en 1962. Albert Einstein disait de ce chimiste hors du commun qu'il était un vrai génie.

Il était surtout un ardent défenseur des vitamines, en particulier de la vitamine C, qu'il absorbait chaque jour en grandes quantités. Est-ce ce régime qui lui permit de conserver, jusqu'au dernier jour, ses facultés physiques et intellectuelles, en dépit des stress accumulés toute sa vie durant ? Nul ne peut le dire.

« J'ai été fasciné par l'idée que ces substances, que l'on prend en quantités infimes, pouvaient avoir un effet thérapeutique si on les absorbait à des doses cent fois ou mille fois supérieures », témoignait-il. « Moi, je prends 18 g de vitamine C par jour, ainsi que de la vitamine E, des vitamines du groupe B, du sélénium... J'oublie bien de temps en temps, mais j'essaie de m'y tenir [1]. »

---

1. In *Médecine douce*, hors série n° 4, octobre 1995.

Le savant jeta ainsi les bases d'une nouvelle approche thérapeutique : la médecine orthomoléculaire ou nutrithérapie, qui consiste à fournir au corps d'importantes doses de vitamines et de minéraux, supérieures aux besoins nutritionnels généralement admis, afin de le soutenir dans certaines conditions difficiles. Et le stress arrive en tête de ces situations.

L'usage des vitamines n'a cessé de se répandre depuis une dizaine d'années. Les produits alimentaires courants indiquent aujourd'hui leur teneur en vitamines et en minéraux. Certaines publicités se fondent même sur leur richesse en « micronutriments ». Notre alimentation, outre les macronutriments (lipides, glucides et protides), nous apporte une multitude de petits ingrédients indispensables à la bonne marche de nos organes, système nerveux et cerveau compris : vitamines, minéraux, oligo-éléments et acides gras essentiels. Autant dire que ces petites merveilles sont responsables de notre équilibre physique comme de notre harmonie psychique et émotionnelle. Or, certaines situations augmentent considérablement nos besoins en micronutriments, et principalement les états... de stress ! Pour faire face à ces besoins, qu'ils soient ponctuels ou permanents, il faut accroître les apports en micronutriments. Si nous ne le faisons pas, nous risquons d'entrer dans un véritable cercle vicieux.

Si les micronutriments viennent à manquer, les réactions biochimiques se font d'abord plus lentement, et de façon incomplète. Cette première période est dite de subcarence. L'organisme « patine », mais aucun symptôme extérieur ne signale encore ces difficultés. Si le manque devient plus important, ces réactions finissent par ne plus se faire. C'est l'état de carence avérée, qui se manifeste par des maladies parfois graves. On connaît l'exemple du scorbut, qui décimait les marins privés de fruits et de légumes pendant des mois, lors des grandes traversées océaniques, aux XVIIe et XVIIIe siècles. Cette maladie était provoquée par le manque de vitamine C. Elle a disparu rapidement après que l'on eut découvert son origine, et trouvé une façon simple et naturelle d'y remédier : embarquer citrons et oranges dans les ports des pays ensoleillés avant les grandes traversées.

ALIMENTATION OU SUPPLÉMENTATION ?

Notre alimentation moderne, qui favorise les produits industrialisés, raffinés, conservés..., a beaucoup diminué la quantité de vitamines naturellement présentes dans nos assiettes. Il faut ajouter à cela que les sols, « lavés » par les cultures intensives, sont de plus en plus pauvres en substances nutritives.

En 1948 – déjà –, le célèbre diététicien américain Gayelord Hauser écrivait : « Nos grands-parents ou arrière-grands-parents maintenaient un excellent état de santé avec une nourriture apparemment composée au hasard. Mais les céréales de leur époque poussaient dans un sol naturellement riche, dont la couche supérieure atteignait une profondeur de plus d'un mètre cinquante. Leurs aliments contenaient quatre ou cinq fois plus de vitamines et de sels minéraux que les nôtres [1]. »

Cinquante années plus tard, le constat est désastreux. Aujourd'hui, même une alimentation saine et équilibrée ne fournit pas toujours les apports quotidiens recommandés – ce que les médecins appellent les AQR –, c'est-à-dire les quantités minimum de micronutriments que nous devons absorber quotidiennement pour rester en bonne santé.

Pire : de nombreux médecins ont jugé que, dans certaines conditions (maladie, grossesse, sport intensif et surtout stress), les AQR étaient eux-mêmes insuffisants pour nous permettre d'opposer à ces situations une résistance suffisante. C'est ainsi qu'a été élaborée la notion d'« apport optimum », pour désigner ces quantités plus importantes.

1. In *Vivez jeune, vivez longtemps*, Corréa, 1948.

La différence est souvent grande entre les deux. Un exemple : pour la vitamine E – une excellente protection contre le stress oxydatif de nos cellules –, les AQR sont de 18 UI, alors que l'apport optimal peut aller jusqu'à 100 UI dans certaines situations [1].

Pour départager les médecins, souvent en désaccord, une enquête, baptisée Suvimax [2], a été lancée en France fin 1993, sur un échantillon de 15 000 volontaires, âgés de 45 à 60 ans pour les hommes et de 35 à 60 ans pour les femmes. Elle a pour objet l'étude des relations entre alimentation et santé, et la mesure de l'efficacité des supplémentations en vitamines et minéraux – lesquelles ont été prescrites à tous les sujets. Elle doit durer huit ans, durant lesquels les personnes seront examinées chaque mois, pour suivre l'évolution de leur état de santé et tester l'efficacité des supplémentations. Rendez-vous donc en 2002 pour les résultats.

Une enquête précédente, effectuée dans le Val-de-Marne, a porté sur 1 039 Français âgés de six à quatre-vingt-dix-sept ans, et a évalué leur « statut » vitaminique et minéral. Elle a montré que, pour certaines vitamines et certains minéraux, les carences sont très importantes : 100 % des gens ne reçoivent en effet pas dans leur alimentation les apports quotidiens recommandés en vitamine E et sélénium, par exemple.

Un résultat est d'ores et déjà acquis : aujourd'hui, on peut difficilement se passer de supplémentation vitaminique et minérale, surtout si l'on habite en ville, dans un environnement bruyant, avec un travail stressant, dans un contexte émotionnellement fragilisant, si l'on est fumeur...

1. UI, qui signifie Unité Internationale, est une unité de mesure des micronutriments d'ordre infinitésimal.

2. Supplémentation en vitamines et minéraux antioxydants.

– la liste pourrait encore être longue. Comme il est à peu près impossible d'échapper totalement au stress, l'hygiène alimentaire est donc un impératif quotidien, et une supplémentation bien choisie et bien ciblée une possibilité ponctuelle.

STRESS ET MICRONUTRIMENTS

Notre « statut » nutritionnel est influencé par le stress de plusieurs manières. En période de stress, nous « brûlons » de grandes quantités de micronutriments car, pour s'adapter, notre corps accumule les réactions, modifiant l'amplitude respiratoire, la fréquence cardiaque, la circulation sanguine... Pour mettre en place ce dispositif, l'organisme utilise d'importantes quantités de nutriments supplémentaires. Sur le plan psychique et émotionnel, le stress dévore aussi vitamines, minéraux et acides aminés. Car toutes les réactions biochimiques induites dans notre cerveau et notre système nerveux par ces agressions demandent, elles aussi, davantage de nutriments. Si ceux-ci manquent, nous devenons plus irritables, angoissés, nerveux, coléreux, nous pouvons même paniquer. Et plus ces substances font défaut, plus nos réactions psychiques et émotionnelles sont intenses, plus elles demandent de « carburant » à nos cellules nerveuses. Un cercle vicieux se met ainsi en place. Commence une lente usure. Après quelques mois de stress répétés ou permanents, nous avons de plus en plus de mal à faire face, en partie à cause de cette érosion nutritionnelle.

« On sait aujourd'hui que même des gens habituellement gais et optimistes peuvent être touchés par le stress ou la dépression à la suite de la carence de certaines substances biochimiques », écrit Jean-Louis Pasteur dans *Toutes les vitamines pour vivre sans médicaments*[1]. Son analyse

1. J'ai Lu, 1994.

est partagée par le docteur Jean-Paul Curtay, nutrithérapeute, qui nous a expliqué : « Les déficits d'apports vitaminiques ne représentent que la partie visible de l'iceberg. Nous sommes tous soumis à des degrés variés de stress qui multiplient nos besoins en micronutriments. Un coup de klaxon intempestif, par exemple, entraîne une fuite de magnésium par les urines conjuguée à une production de radicaux libres. Pour faire barrière à ces derniers, de grandes quantités de vitamine E, C et de bêta-carotène seront nécessaires. »

Il faut donc que nous disposions en permanence d'assez de micro-nutriments, dans nos stocks comme dans notre alimentation.

COMMENT SE SUPPLÉMENTER ?

Il faut pourtant éviter d'absorber n'importe quoi, n'importe comment. Les micronutriments ne sont pas une panacée, leur usage thérapeutique répond à des règles. C'est pourquoi il vaut mieux vous adresser à un médecin spécialisé en nutrithérapie, qui saura adapter votre supplémentation à votre cas, tant pour le choix des nutriments que pour les doses.

Si vous souhaitez tenter seul cette petite aventure, prenez garde aux mélanges. Les effets de certains minéraux et vitamines s'annulent parfois quand ils sont absorbés ensemble : tel est le cas du cuivre et de la vitamine C, car le premier oxyde le second. C'est pourquoi les complexes « multivitaminés », qui associent un trop grand nombre de vitamines et de minéraux ne sont pas toujours efficaces. Mieux vaut choisir de façon plus ciblée les nutriments, en fonction de son mode de vie, de son environnement, de la quantité et de la nature des stress subis.

Les risques de surdosages sont, quant à eux, très relatifs. Ils ne concernent d'abord que quelques vitamines liposolubles, principalement la A et la D qui ne sont pas, et de loin, les plus consommées sous forme de supplémentation. La vitamine D n'est conseillée généralement qu'aux jeunes enfants en période de forte croissance et aux personnes âgées. Quant à la vitamine A, elle est le plus souvent remplacée, dans les supplémentations, par du bêta-carotène, qui ne pose aucun problème de surdosage.

En février 1995, le Conseil supérieur de l'hygiène publique de France s'est réuni pour réfléchir aux « limites de sécurité dans les consommations alimentaires des vitamines et minéraux ». Il en est ressorti un rapport plutôt alarmiste, qui incitait à ne jamais dépasser les sacro-saints AQR. Depuis, les recherches ont montré une toute autre réalité. Le professeur Hercberg, coordinateur de l'étude Suvimax, explique : « S'il est légitime de se poser la question d'une éventuelle toxicité des nutriments consommés en dehors de la prescription médicale, il faudrait également poser la question du risque chronique et des conséquences en matière de santé publique d'un certain nombre de subcarences ou déficiences, même minimes, mais très prolongées chez un individu[1]. » Lesquelles déficiences sont excessivement répandues chez les individus soumis au stress.

D'une manière générale, les nutriments peuvent être consommés à des doses bien supérieures aux AQR, sans que cela puisse avoir de conséquences néfastes.

LES VITAMINES

QU'EST-CE QU'UNE VITAMINE ?

Le mot a été créé en 1910 par un biochimiste américain, Casimir Funk, à partir de *vita* – *vie*, en latin –, et d'*amine*, désignation de la catégorie chimique à laquelle elles appartiennent. Ces substances participent à toutes les opérations

1. In *Médecine douce*, hors série n° 4, octobre 1995.

biochimiques vitales. Avant ce chercheur, des scientifiques avaient certes remarqué l'existence de substances présentes en quantités minimes dans nos cellules, mais pensaient qu'il s'agissait de déchets du métabolisme cellulaire. Funk, lui, s'aperçut qu'elles étaient indispensables au maintien de la vie.

Les vitamines sont nombreuses, et très différentes les unes des autres dans leur structure chimique et leur action. Elles ont cependant quelques points communs :

– absence de valeur calorique (elles n'apportent aucune énergie) ;

– présence dans le corps en quantité presque infinitésimale ;

– impossibilité pour nos organismes de les synthétiser (à l'exception des vitamines D et PP). C'est pourquoi leur apport dans l'alimentation ou sous forme de supplémentation est indispensable à notre maintien en bonne santé ;

– non-interchangeabilité, chacune assurant une fonction particulière ;

– survenue de maladies en cas de carence.

Certaines vitamines sont stockées par l'organisme dans ses couches graisseuses, où il puise au fur et à mesure de ses besoins : il s'agit des vitamines liposolubles (solubles dans les graisses), principalement A, D et E.

D'autres sont utilisées immédiatement, le surplus étant alors évacué sur-le-champ dans les urines : ce sont les vitamines hydrosolubles (solubles dans l'eau), principalement C et B. Ces propriétés expliquent pourquoi les apports quotidiens recommandés varient considérablement selon les vitamines.

Les vitamines sont utilisées par l'organisme soit directement, soit à la manière des enzymes catalyseurs. Nos cellules se comparent à de petites usines chimiques qui transforment des matières premières (minéraux, acides aminés, sucres...) en produits « finis » (énergie, hormones). Comme elles ne savent pas mener à bien ces opérations seules, elles ont besoin de « spécialistes », chacun doté d'un savoir pointu. Tel est le rôle des enzymes, qui sont soit des vitamines, soit des minéraux : ces enzymes, par leur seule présence, permettent à la réaction de se faire – sans eux, elle n'aurait jamais lieu. La vitamine C, par exemple, agit directement pour protéger la cellule du stress oxydatif des radicaux libres ; mais par ailleurs, elle agit comme une enzyme qui autorise certaines réactions spécifiques dans les cellules du système immunitaire ou cardio-vasculaire.

Les vitamines sont fragiles. Elles sont sensibles à la lumière et à la chaleur. Les vitamines hydrosolubles sont également sensibles à l'eau. Il faut donc faire très attention à la manière dont on stocke, prépare et cuit les aliments. Les légumes bouillis, par exemple, perdent une grande partie de leurs vitamines hydrosolubles dans l'eau de cuisson. Pour conserver le maximum de vitamines dans votre alimentation – préalable indispensable à un bon équilibre antistress –, prenez en compte cette fragilité.

PETIT GUIDE DES VITAMINES ANTISTRESS

La provitamine A, ou bêta-carotène

Liposoluble, la vitamine A est stockée dans les cellules hépatiques. Si les réserves sont trop importantes, cela peut se manifester par divers symptômes : fatigue, nausées, migraines, troubles hépatiques... On évite ces problèmes en consommant de la provitamine A, ou bêta-carotène, substance à partir de laquelle l'organisme peut fabriquer lui-même la vitamine A, au fur et à mesure de ses besoins, et qui n'entraîne aucun risque lié au surdosage.

Rôle

Ce puissant antioxydant est une protection naturelle contre les radicaux libres produits lors des états de stress, qui finissent par abîmer nos cellules prématurément. Si les apports sont insuffisants, le stress conduira l'organisme à consommer le bêta-carotène disponible, et une carence affectera certains organes, comme ceux de la vision – la vitamine A étant très utilisée par les yeux.

Carences

Elles se manifestent par une baisse de la vision nocturne, une hypersensibilité à la lumière, des irritations oculaires.

Sources alimentaires

Il y a du bêta-carotène dans les fruits et légumes rouges et orangés (abricots, melons, tomates, carottes...), certains légumes verts à feuilles (épinards, laitue...), ainsi que dans les œufs, les laitages et les huiles de foie de poisson.

Besoins

Ils varient de 300 microgrammes par jour pour un enfant à 500 pour une femme adulte et 600 pour un homme. Ces besoins sont accrus si vous êtes fumeur. Il y a 150 à 200 microgrammes de provitamine A (environ un tiers des besoins quotidiens) dans un demi-litre de lait entier, deux œufs, 70 g de fromage (vitamine A), 30 g de beurre, 100 g d'épinards ou de tomates, 250 g d'abricots frais ou de melon (bêta-carotène).

Conseils de cuisson

La vitamine A et le bêta-carotène étant très sensibles à l'air et à la lumière, il est nécessaire de conserver les produits dans le noir et à l'intérieur d'emballages fermés. Comme cette substance craint également la chaleur, il faut éviter les fritures et les grillades, choisir une cuisson douce pour préparer les aliments qui la contiennent – à la vapeur, par exemple, la vitamine A résistant à l'eau.

Supplémentation

Vous pouvez faire régulièrement une cure de bêta-carotène (trois semaines tous les deux mois) si vous êtes soumis à des stress environnementaux (tabac, pollution bruit...), si vous êtes un gros fumeur, ou si vous êtes en état de stress latent.

La vitamine B1

Elle appartient aux vitamines du groupe B, celles du cerveau et du système nerveux, qui sont très sollicitées lors des états de stress. Chacune possède ses spécificités. Pour la plupart hydrosolubles, elles n'entraînent aucun risque de surdosage, mais les apports doivent être constants.

Rôle

La vitamine B1 facilite la production d'énergie par les cellules, protégeant donc de la fatigue physique. Surtout, elle permet la bonne transmission de l'influx nerveux entre cellules du système nerveux et du cerveau. Certains l'ont baptisée la « vitamine de la bonne humeur », car une supplémentation importante et régulière en vitamine B1 suffit parfois pour venir à bout de la déprime et de l'anxiété. Elle soulage également certaines douleurs chroniques.

Carences

En cas de manque, vous devenez irritable, nerveux, déprimé, avec des accès de fatigue et des troubles de la mémoire.

Sources alimentaires

Viandes, volaille, poisson, légumes secs, riz complet, pain complet, levure de bière, germe de blé.

Besoins

Un enfant a besoin 1 à 1,2 mg de vitamine B1 par jour, un adulte de 1,3 à 1,5 mg. Les besoins sont accrus de manière considérable en période de fatigue nerveuse et de stress émotionnel, et également pour les fumeurs ou les gros consommateurs d'alcool. On couvre un tiers de ses besoins quotidiens avec 150 g de pain complet ou 80 g de germe de blé.

Conseils de cuisson

Comme elle n'est pas particulièrement fragile, on évitera simplement une cuisson trop chaude et un stockage à l'air.

Supplémentation

Vous pouvez faire une cure de trois semaines tous les deux mois, ou en absorber de façon plus ponctuelle en cas de stress occasionnel. Selon votre cas, prenez 50 à 100 mg par jour. Une seule contre-indication : si vous venez de subir une intervention chirurgicale avec anesthésie, ou si vous êtes sur le point de le faire, abstenez-vous, car la B1 renforce l'effet des produits anesthésiques.

La vitamine B2

Hydrosoluble, elle n'est pas stockée par l'organisme et doit être consommée de façon régulière pour couvrir les besoins.

Rôle

Elle participe à la production d'énergie par les cellules, empêchant ainsi la fatigue qui s'installe au cours des états de stress prolongés – périodes dans lesquelles les besoins en B2 sont considérablement accrus.

Carences

Elles se signalent par des problèmes de peau, des affections des muqueuses de la bouche, et certains troubles digestifs. La B2 étant en partie détruite par l'alcool, les alcooliques en présentent souvent des carences graves. Attention, donc, si vous avez tendance à soigner votre stress avec « un petit verre ».

Sources alimentaires

Foie, levures, œufs, laitages, poisson, champignons.

Besoins

Nous devons en absorber entre 1,5 et 2 mg par jour. Un tiers de ces besoins est couvert par deux œufs, 150 g de champignons ou 20 g de levure de bière.

Conseils de cuisson

La B2 est surtout sensible à la lumière, aussi lait et produits laitiers doivent-ils être conservés dans des emballages opaques. Elle est peu affectée par la cuisson des aliments.

Supplémentation

On conseille de prendre jusqu'à 50 mg par jour, pendant un mois. Le surdosage n'est pas à craindre, car il n'existe pas de toxicité connue avec cette vitamine.

La vitamine B3 (ou PP)

C'est la vitamine de la vigilance et de la créativité. Elle est indispensable pour surmonter les états de stress.

Rôle

Elle assure la production d'énergie par les cellules et améliore la transmission de l'influx nerveux. En plus, elle participe à la synthèse de nombreuses hormones. Or, on sait que pour résister au stress, l'organisme est obligé d'accroître sa production hormonale. D'où un besoin accru en vitamine B3.

Carences

Elles provoquent de la fatigue, une digestion paresseuse, des maux de tête, et surtout une transformation de l'humeur, qui peut aller de la morosité et de la tristesse jusqu'à la dépression – en cas de carence grave.

Sources alimentaires

Comme les autres vitamines du groupe B, on la trouve dans le foie, la levure de bière, le pain complet, le germe de blé, les œufs, le poisson, mais aussi les fruits séchés comme les dates, les figues ou les cacahuètes.

Besoins

Un adulte doit absorber 15 à 20 mg de B3 par jour. On trouve un tiers de cette dose dans 120 g de poisson ou de pain complet, ou dans 30 g de germe de blé.

Conseils de cuisson

Cette vitamine étant hydrosoluble, elle a tendance à fuir dans l'eau de cuisson. Mais comme elle concerne des aliments que l'on consomme rarement bouillis, la déperdition n'est pas très importante.

Supplémentation

Elle est en moyenne de 100 mg, à prendre en deux ou trois prises, sur une période d'un mois. Mais cette vitamine est déconseillée chez les femmes enceintes ou allaitantes, ainsi que chez les sujets ayant des troubles hépatiques ou un ulcère gastrique.

La vitamine B5

Elle est indispensable pour lutter contre le stress, car elle permet la synthèse de l'adrénaline, hormone indispensable au déclenchement de notre programme d'adaptation physiologique aux agressions.

Rôle

Par sa seule présence en quantité suffisante dans l'organisme, elle réduit l'impact du stress, diminue la fatigue, stimule les défenses immunitaires affaiblies en période de stress.

Carences

Le manque de vitamine B5 se traduit par une baisse du taux de sucre dans le sang, ce qui provoque une sensation de fatigue, et une diminution de la sécrétion d'adrénaline, laquelle réduit notre résistance au stress. Dans les carences graves peuvent aussi apparaître des lésions cutanées, des pertes brutales de cheveux, des nausées et des vomissements, voire des ulcères gastro-duodénaux.

Sources alimentaires

Le germe de blé, le pain complet, les céréales, la viande, les abats et certains légumes verts. On en trouve d'importantes quantités dans la gelée royale produite par les abeilles pour nourrir la reine, et que l'on peut consommer par petites doses le matin, à jeun.

Besoins

Ils sont d'environ 10 mg par jour. On trouve un tiers de cet apport dans 200 g de poisson, un œuf ou 100 g de chou-fleur. Ces besoins sont accrus en cas de stress, mais aussi lorsqu'on consomme des somnifères, ce qui est souvent le cas quand on est anxieux et angoissé – encore un cercle vicieux !

Conseils de cuisson

La vitamine B5 craignant la chaleur et l'humidité, évitez les cuissons à l'eau ou les cuissons très violentes, comme les fritures.

Supplémentation

Si vous devez affronter un événement stressant, préparez-vous une semaine à l'avance en prenant trois fois par jour 100 mg de B5. Vous pouvez également faire une cure, à raison de 150 mg par jour, pendant un mois. Mais prenez bien soin de commencer la cure de façon progressive (50 mg par jour, en augmentant régulièrement) car les fortes doses trop brutales provoquent parfois des malaises passagers.

La vitamine B6

C'est la vitamine des pensées, des émotions et de l'équilibre psychique et émotionnel. Elle est indispensable dans les moments de stress.

Rôle

Avant tout, la présence de B6 en quantité suffisante dans l'organisme est indispensable pour que nous puissions synthétiser deux neurotransmetteurs essentiels à notre lutte contre le stress : la dopamine et la noradrénaline. Elle est donc liée de près à tout ce qui concerne notre bon fonctionnement psychique et émotionnel. La B6 permet aussi une meilleure transformation du glucose en énergie. Enfin, elle est indispensable à la bonne marche du système immunitaire. Elle est aussi indispensable au métabolisme du magnésium.

Carences

Sans la vitamine B6, nous souffririons de dépression et de troubles de la personnalité. Sa carence entraîne parfois des problèmes de peau et de muqueuses, ainsi que des troubles de l'immunité.

Sources alimentaires

Céréales, levure, germes de blé, abats, viande, volailles... Les sources habituelles des vitamines du groupe B.

Besoins

Entre 2 et 2,5 mg par jour. 150 g de pain complet, une banane ou 30 g de germes de blé couvrent un tiers de ces besoins, qu'augmentent considérablement certains antibiotiques – attention donc si vous êtes en cours de traitement.

Conseils de cuisson

La vitamine B6 est détruite par la pasteurisation (laitages) et le raffinage (céréales). Aussi faut-il privilégier les aliments non raffinés, les plus naturels possible. La B6 étant très sensible à la chaleur et à la lumière, il faut privilégier les cuissons douces et stocker les aliments loin de la lumière et de la chaleur.

Supplémentation

Vous pouvez prendre jusqu'à 250 ou 300 mg par jour sans courir le moindre risque. La seule contre-indication à cette vitamine est la maladie de Parkinson lorsqu'elle est traitée avec de la L-Dopa.

La vitamine B9

On connaît bien son importance dans la prévention de l'anémie, puisqu'elle est indispensable à la fabrication des globules rouges. Comme l'anémie se manifeste par une asthénie, on la prend souvent pour une vitamine antifatigue. En fait, elle est essentielle à la production par l'organisme de beaucoup d'autres substances, certaines étant très utiles pour lutter contre le stress !

Rôle

Elle favorise l'équilibre émotionnel en aidant le cerveau à produire les neurotransmetteurs indispensables.

Carences

Elles se manifestent par de l'anémie et de la fatigue, bien sûr, mais aussi par des troubles psychiques pouvant aller jusqu'à une grave dépression. A cet égard, le *British Journal of Psychiatry* a publié une étude portant sur un échantillon de 59 dépressifs, où 48 malades présentaient une carence importante en B9 [1].

Sources alimentaires

Les légumes verts à feuilles, le blé complet, les œufs.

Besoins

0,5 mg couvrent nos besoins quotidiens. Un tiers de cette dose est apporté par 80 g d'épinards ou 160 g de haricots verts. En période de stress, d'angoisse ou d'anxiété, nous avons besoin de doses bien supérieures, pouvant aller jusqu'à 10 mg par jour !

Conseils de cuisson

Les aliments renfermant cette vitamine, surtout sensible à l'air et à la lumière, doivent être conservés dans des emballages opaques et fermés.

Supplémentation

Si vous traversez une période difficile, prenez 5 à 10 mg par jour de B9.

1. In *Toutes les vitamines pour vivre sans médicaments, op. cit.*

La vitamine B12

Encore une vitamine qui aide à combattre le stress. En plus d'être un excellent antioxydant, qui lutte contre le stress oxydatif des cellules, elle soutient et facilite le fonctionnement du système nerveux dans son ensemble.

Rôle

Elle favorise le passage de l'influx nerveux, ce qui nous permet de rester vigilants, attentifs, capables d'apprendre et de retenir de nouvelles données. Comme la B9, elle joue un rôle dans la fabrication des globules rouges, évitant que baisse le nombre de ceux-ci, épargnant ainsi de nombreuses fatigues. Elle participe aussi au métabolisme du fer.

Carences

Fatigue et palpitations manifestent les premières une carence en vitamine B12. Puis apparaissent des problèmes nerveux, des sautes d'humeur intempestives, des pertes de mémoire, des troubles de l'équilibre...

Sources alimentaires

Elle est surtout présente dans les produits d'origine animale : viande (surtout le foie de veau), œufs, laitages. Les personnes qui suivent un régime végétarien strict sont donc souvent carencées en B12.

Besoins

Ils sont d'environ 3 microgrammes par jour, dans les conditions de vie normale. Ils sont accrus pendant les périodes de tension nerveuse et psychique. 200 g de poulet ou un œuf fournissent un tiers de nos besoins quotidiens.

Conseils de cuisson

Cette vitamine n'est pas très fragile, seulement un peu sensible à la lumière et à l'humidité. Attention donc au stockage et aux cuissons à l'eau.

Supplémentation

En période de stress intense, vous pouvez prendre jusqu'à 250 ou 300 microgrammes de B12 par jour – sauf en cas d'allergie à cette vitamine, seule contre-indication connue.

La vitamine C

Vitamine préférée du prix Nobel Linus Pauling, elle est aussi celle qui est la plus connue du grand public, et la plus consommée en dehors de toute prescription médicale.

Rôle

Antioxydant très puissant, elle protège les cellules contre les radicaux libres produits par le stress, soutient l'action du système immunitaire, améliore le fonctionnement du système nerveux.

Carences

Fatigue, irritabilité, fragilité face aux infections, sont les premiers symptômes du manque de vitamine C. Les carences graves sont marquées par des saignements des gencives, puis des hémorragies et des pertes de masse musculaire.

Sources alimentaires

Agrumes, fruits rouges, kiwis, pommes de terre, légumes verts à feuilles, tomates.

Besoins

En temps normal, un adulte se contente de 100 mg par jour. Mais dès que l'on subit une agression quelconque, que l'on se retrouve dans un milieu enfumé, chargé en germes, dès que l'on subit des stress émotionnels, ces besoins sont accrus. Les fumeurs, eux aussi, doivent absorber régulièrement des suppléments de vitamine C, car une seule cigarette en détruit 25 mg !

Conservation et préparation

Cette vitamine très populaire est aussi très fragile. Elle est sensible à l'eau, à la lumière, à l'air et à la chaleur. Une pomme de terre abandonnée à l'air libre et à la lumière perd un tiers de sa vitamine C en quelques jours. Et plus encore si elle est épluchée. L'idéal est de manger les aliments riches en vitamine C crus, ou en soupe (cuite à petit feu) pour absorber les vitamines passées dans l'eau de cuisson. Il faut donc également éplucher les légumes au dernier moment et les conserver à l'abri de l'air et de la lumière.

Supplémentation

Rappelez-vous, Linus Pauling en prenait 18 g par jour. N'ayez donc pas peur d'en prendre de fortes doses. Le savant avait tenté une expérience auprès de patients dépressifs, auxquels il avait donné 40 g de vitamine C par jour. On sait que la vitamine C non utilisée par l'organisme est rapidement éliminée dans les urines. Il suffit donc d'analyser la composition des urines pour vérifier la quantité consommée par le corps. Or, dans cette étude, aucun des patients ainsi traités n'a éliminé la moindre vitamine C pendant plusieurs jours. Ce qui signifie que son organisme utilisait bel et bien ces doses ! Sans aller jusque-là, si vous traversez une période très stressante, vous pouvez prendre jusqu'à 5 g par jour. Les seules personnes devant respecter des doses moins importantes (1 g par jour) sont les femmes enceintes, les diabétiques et les sujets atteints d'insuffisance rénale.

La vitamine E

Celle-ci est la préférée du docteur Curtay, un nutrithérapeute, qui affirme : « Si je devais n'en prendre qu'une, ce serait celle-là. Car c'est celle qui manque le plus dans notre alimentation. Or elle constitue une excellente protection contre le vieillissement. » Nous pourrions ajouter : contre le stress !

Rôle

Parmi les vitamines, elle est le plus puissant antioxydant. Elle protège toutes les cellules, et particulièrement celles du cerveau, contre les ravages du stress sous toutes ses formes.

Carences

Anémie, dégénérescence musculaire, troubles du système nerveux.

Sources alimentaires

Soja, choux, céréales complètes, huiles végétales, légumes verts à feuilles.

Besoins

Ils sont habituellement de 15 mg par jour. Toute agression (notamment une pollution, comme une eau de boisson riche en chlore...) en accroît tellement les besoins que certains médecins conseillent d'en prendre en permanence 100 mg par jour. Il y a 5 mg de vitamine E dans 30 g d'huile d'arachide, 200 g d'épinards ou 30 g de germe de blé.

Conservation et préparation

Elle est moyennement sensible à la chaleur, à l'air et à la lumière. Il faut donc cuire doucement les aliments riches en vitamine E, et les stocker à l'abri de la lumière et de l'air.

Supplémentation

Il est possible d'en prendre 50, voire 100 mg par jour, mais sur avis médical. En dehors d'une prescription médicale, on peut suivre deux ou trois fois par an une cure de trois à quatre semaines, à raison de 30 mg par jour.

LES OLIGO-ÉLÉMENTS

QU'EST-CE QU'UN OLIGO-ÉLÉMENT ?

C'est un élément chimique, présent à l'état de traces dans l'organisme. Le mot grec *oligo* signifie « petit ». Un homme de 70 kg n'en a, dans son organisme, que 7 g. Ce sont principalement des métaux (fer, cuivre, nickel...) et des minéraux (magnésium, calcium, soufre...).

Si on distingue les oligo-éléments des minéraux, c'est parce que certains de ces derniers, comme le calcium ou le magnésium, sont présents en quantités plus importantes. Cependant, le fonctionnement de ces deux types de substances est très proche. Partie intégrante de la chimie du vivant, ils participent, à la manière des vitamines, aux milliards de réactions biochimiques par seconde indispensables à la vie. Ils leur servent de catalyseur, contribuant à la fabrication des hormones, au renouvellement des tissus, à la transmission de l'influx nerveux...

Mais certains minéraux ont un fonctionnement à deux vitesses : le calcium, par exemple, participe à l'état de trace à certaines réactions biochimiques, en même temps qu'il constitue un élément primordial de la trame osseuse. Mais, dans ce second cas, il est utilisé en doses beaucoup plus importantes. Il est donc oligo-élément dans certaines circonstances, et minéral (à doses pondérables) dans d'autres.

Nous devons puiser oligo-éléments et minéraux dans l'alimentation, car notre organisme ne sait pas les fabriquer. Mais l'alimentation moderne s'est considérablement appauvrie, comme dans le cas des vitamines. Il faut donc, souvent, avoir recours à des supplémentations, notamment dans les situations de stress qui accroissent nos besoins.

PETIT GUIDE DES OLIGO-ÉLÉMENTS ANTISTRESS

Quatre substances sont particulièrement utiles pour lutter contre le stress : magnésium, calcium, zinc et sélénium. Comme ces éléments sont beaucoup moins fragiles que les vitamines, il n'est pas nécessaire de prendre des précautions de stockage, de préparation et de cuisson des aliments qui les contiennent. Il suffit de veiller aux doses !

Le magnésium

Il est particulièrement important, car il participe à l'assimilation des autres vitamines (notamment la vitamine C) et des autres oligo-éléments (phosphore, potassium, calcium).

Rôle

Il est indispensable à la bonne transmission de l'influx nerveux. C'est une sorte de calmant naturel qui régule l'anxiété et favorise le sommeil.

Carences

Tremblements, crampes, crises de tétanie, irritabilité, insomnies, sont des signes fréquents de carence en magnésium, dont les réserves sont « dévorées » en cas de grande consommation de sucre raffiné. Si vous êtes très gourmand, si vous avez tendance à compenser vos tensions à coup de bonbons, prenez des suppléments de magnésium.

Sources alimentaires

Fruits et légumes secs, chocolat, pain complet.

Besoins

Les doses généralement admises sont de l'ordre de 400 mg par jour pour un adulte. Si vous êtes très stressé, vos besoins sont largement augmentés. Certains médicaments, comme les antibiotiques, les accroissent encore.

Supplémentation

Pour retrouver le sommeil lorsque vous êtes stressé, prenez 500 mg de magnésium (associé à du calcium) le soir au coucher. Vous pouvez aussi faire des cures de trois à quatre semaines, tous les trois mois, en prenant 500 mg à 1g par jour. La vitamine B6 favorise l'assimilation du magnésium. Le magnésium est contre-indiqué en cas d'insuffisance rénale.

Le calcium

C'est le minéral que nous possédons en plus grande quantité dans notre organisme : plus d'un kilo ! Mais plus de 99 % résident dans les os dont le calcium forme la structure. La toute petite partie restante agit comme un oligo-élément, notamment dans le système nerveux et cardio-vasculaire. Il est donc indispensable pour faire face au stress.

Rôle

Il assure le passage de l'influx nerveux dans le cerveau et le système nerveux. Sans lui, nous devenons rapidement irritable, instable, nerveux, insomniaque... Il régule également le rythme du cœur, lequel est très sollicité par notre dispositif d'adaptation au stress. Enfin, il neutralise l'acide lactique qui s'accumule dans les muscles en cas d'efforts. Il aide donc à lutter contre la fatigue physique Mais, pour être correctement assimilé, le calcium a besoin d'autres micronutriments, notamment de magnésium et de vitamines A, C et D.

Carences

Elles se manifestent par des crampes, des raideurs et des douleurs musculaires, de la nervosité, des insomnies. Une importante carence en calcium peut aussi favoriser l'apparition de l'ostéoporose.

Sources alimentaires

Laitages, bien sûr, et autres aliments riches en calcium, comme les épinards, les brocolis, les fruits secs, les poissons gras tels les sardines et les saumons – surtout ceux en conserve –, les céréales.

Besoins

A l'âge adulte, nous avons besoin d'environ 1 g de calcium par jour – un peu plus pour les hommes, un peu moins pour les femmes. Ces besoins sont accrus en situation de stress.

Supplémentation

Associé au magnésium (deux fois plus de calcium que de magnésium, par exemple 1 g du premier pour 500 mg du second), il favorise le sommeil quand on en prend le soir. Absorbé le matin dans les mêmes quantités, il aide à conserver sa sérénité face aux événements de la journée.

Le zinc

Cet oligo-élément fait l'objet d'un grand nombre de recherches. Il participe à presque toutes les fonctions vitales : croissance, immunité, fertilité, régulation du cholestérol... En plus, c'est une sorte d'antidépresseur naturel.

Rôle

Cet antioxydant puissant protège nos cellules contre les effets dévastateurs des stress intenses ou répétés. C'est certainement parce qu'il participe à la synthèse de nombreuses substances endogènes, dont certaines hormones, qu'il agit comme un antidépresseur et nous aide à conserver notre bonne humeur lorsqu'elle est mise à mal par la vie.

Carences

Elles sont fréquentes chez les végétariens et chez les personnes qui boivent trop d'alcool. Les premiers signes : des difficultés de cicatrisation, une fragilité face aux infections et aux allergies, une perte de l'appétit..

Sources alimentaires

Il est très présent dans les coquillages (surtout les huîtres), la viande rouge, le foie, le thé, les épinards et la levure de bière.

Besoins

Ils sont d'environ 15 mg par jour pour un adulte de taille moyenne. Ils sont accrus chez les buveurs, les fumeurs (le zinc neutralise le cadmium présent dans les cigarettes) et les personnes stressées.

Supplémentation

Les doses généralement prescrites sont de l'ordre de 50 à 100 mg par jour, en trois prises. Elles sont à prendre en cure de quatre semaines, deux ou trois fois par an, ou pour se préparer à affronter une situation difficile, dans les deux semaines qui précèdent l'événement.

Le sélénium

Il a été découvert plus récemment que les précédents oligo-éléments. Et, depuis, on ne cesse de lui reconnaître des vertus.

Rôle

Dans le cadre du stress, il agit comme un puissant antioxydant, surtout lorsqu'il est associé aux vitamines C, E et au bêta-carotène.

Carences

Elles provoquent une fatigue intense et incoercible, ainsi qu'un vieillissement prématuré.

Sources alimentaires

Les céréales complètes, la levure de bière, les poissons (notamment le thon).

Besoins

Ils se situent autour de 70 microgrammes par jour pour un homme adulte et de 55 pour une femme. Ils sont accrus lorsque nous sommes dans un environnement où les sources d'agression sont nombreuses, quelles qu'elles soient : pollution, bruit, problème affectif, difficulté professionnelle...

Supplémentation

Vous pouvez faire, deux ou trois fois par an, une cure de six semaines à raison de 50 microgrammes par jour. Mais ne dépassez pas ces doses car les surdosages importants peuvent être toxiques.

LES ACIDES AMINÉS

QU'EST-CE QU'UN ACIDE AMINÉ ?

Les acides aminés sont les constituants des protéines. Lorsque vous mangez de la viande ou du poisson, ou certains végétaux (céréales, légumineuses...), vous en avalez. Au cours de la digestion, les protéines alimentaires sont « cassées », et les acides aminés qui les constituent retrouvent leur autonomie, chacun ayant une fonction précise.

Quant aux protéines qui constituent notre tissu musculaire, elles sont reconstituées par nos cellules à partir des acides aminés. Reconstruites, en quelque sorte.

On connaît 24 acides aminés, dont 8 sont considérés comme essentiels, non parce qu'ils sont plus importants que les autres, mais parce que notre organisme ne sait pas les fabriquer. Pour ce motif, les protéines animales (celles de la viande, des œufs ou du poisson) ont meilleure réputation que les protéines végétales (céréales, légumineuses). En effet, elles contiennent toutes, ou presque, les 8 acides aminés essentiels, alors que les protéines végétales ne les réunissent jamais. Il est intéressant de constater que, dans les pays pauvres, où la viande est peu consommée, car trop chère, on associe traditionnellement toujours une céréale et une légumineuse : riz et lentilles en Inde, maïs et haricots rouges en Amérique centrale, couscous et pois chiches dans les pays du Maghreb... Ces associations sont en effet indispensables pour fournir à l'organisme les 8 acides aminés essentiels. Comment nos lointains ancêtres l'ont-ils su ? Encore un mystère...

PETIT GUIDE DES ACIDES AMINÉS ANTISTRESS

Revenons au stress : trois de ces acides aminés sont impliqués dans la gestion des états de tension. Le tryptophane, qui facilite l'accès au sommeil ; la phénylalanine, qui agit comme un antidépresseur ; la tyrosine, qui exerce un effet anxiolytique. Les deux premiers sont indispensables. Tous trois agissent sur les structures cérébrales, en facilitant notamment la fabrication des neurotransmetteurs.

La supplémentation en acides aminés est plus délicate que celle en minéraux et vitamines. En effet, certaines substances sont interdites à la vente en France, tandis que d'autres n'existent tout simplement pas sous cette forme. On trouve cependant dans les pharmacies des gammes de « complexes nutritionnels », dans lesquels sont mélangés vitamines, métaux, minéraux et acides aminés. Demandez conseil à votre pharmacien.

Pour le reste, il suffit de consommer suffisamment de protéines de bonne qualité. Il en faut 60 g par jour à un homme adulte de taille moyenne, et 50 g à une femme. En général, nous en consommons davantage. La carence protéique n'existe guère dans les pays occidentaux, sauf pour les végétaliens stricts. En revanche, nous devrions veiller à la qualité des protéines que nous avalons.

– Les œufs contiennent un mélange équilibré d'acides aminés.

– Viennent ensuite le poisson et les viandes maigres.

– Si vous consommez surtout des céréales, veillez toujours à y associer une légumineuse, conformément à ce que nous apprennent les traditions.

– Enfin, le soja est le végétal qui présente la proportion la plus équilibrée d'acides aminés.

CE QU'IL FAUT SAVOIR SUR LES VITAMINES, OLIGO-ÉLÉMENTS ET ACIDES AMINÉS

Notre alimentation ne nous apporte pas toujours en quantité suffisante les vitamines et les oligo-éléments indispensables pour être protégé du stress.

Dans les moments de tension ou de déprime, il faut donc absorber des doses complémentaires de micronutriments, afin d'aider l'organisme à s'adapter et le cerveau à bien fonctionner.

Les meilleures vitamines antistress sont celles du groupe B, les vitamines C et E et le bêta-carotène (provitamine A).

Attention: mieux vaut choisir des vitamines d'origine naturelle. La vitamine E synthétique, par exemple, n'est utilisée qu'en très faible quantité par les cellules. La vitamine C issue de l'acérola ou du cynorhodon (deux fruits particulièrement riches) contient d'autres éléments, comme des esculosides ou des flavonoïdes, qui facilitent sa pénétration dans la cellule.

Les meilleurs oligo-éléments antistress sont le calcium, le magnésium, le zinc et le sélénium, qu'il est possible de consommer en cure (deux ou trois fois par an pendant quatre à six semaines), ou ponctuellement (pendant une semaine ou deux), en prévision de tensions à venir.

N'oubliez jamais qu'une alimentation équilibrée, même si elle s'avère souvent insuffisante dans les moments de stress, est un préalable indispensable pour conserver un bon apport en micronutriments.

6

SOIGNER LE STRESS SANS MÉDICAMENTS

RÉCONCILIER LA TÊTE ET LE CORPS

Les granules de l'homéopathe ou les plantes du phytothérapeute, les huiles essentielles de l'aromathérapeute ou les vitamines du nutrithérapeute... toutes les méthodes que nous avons présentées constituent des armes efficaces contre le stress, non pas à la manière d'un ouragan qui, lancé à travers une forêt en flammes, ne ferait qu'attiser l'incendie, mais un peu comme un vent léger qui dégage le ciel de ses nuages tranquillement, sans déploiement de force.

Cependant, les résultats que vous êtes susceptible d'obtenir seront encore meilleurs si, dans le même temps, vous offrez à votre corps et à votre psychisme, à vos pensées et à vos émotions, des plages de repos pendant lesquelles ils se remettent du stress.

Corps et esprit, ces deux versants de notre être, sont liés en nous jusqu'à notre dernier souffle : si cette conception globale de l'homme manifestait, il y a quelques années encore, une marginalité quelque peu ésotérique, elle est, aujourd'hui, de plus en plus reconnue. A tel point qu'aux États-Unis, le *Mind Body Movement* a droit de cité dans les plus grandes universités – Stanford, Princeton, Harvard... – où ont été lancés des programmes officiels de recherche sur la visualisation, la méditation ou le yoga. Toutes ces disciplines guérissent le corps par l'esprit, et l'esprit par le corps, avec toujours un seul but : l'harmonie de l'être et l'équilibre de l'individu, la santé du corps et la paix de l'âme.

Dans la mesure où le stress sème le trouble dans cet édifice, ces approches constituent un « plus » qui permet de rétablir en soi calme et sérénité. Certaines privilégient le corps, d'autres la parole ou le ressenti émotionnel. Toutes, elles peuvent vous accompagner dans votre lutte contre le stress et améliorer l'efficacité des traitements précédents.

LES THÉRAPIES PAR LE CORPS

Approches essentiellement physiques, médecines du corps, elles ont pourtant une action globale et procurent un mieux-être physique et psychique. Même si elles n'ont pas de but directement psychothérapeutique, elles exercent un effet apaisant sur le corps et, par conséquent, sur le mental malmené par le stress.

ACUPUNCTURE : L'ÉNERGIE A LA RESCOUSSE

Dans la Chine ancienne, les hommes étaient sans doute moins soumis au stress que nous le sommes aujourd'hui. Du moins les stress que subissaient ces lointains ancêtres étaient-ils différents des nôtres. L'acupuncture, issue de la médecine chinoise traditionnelle, est aussi un instrument de lutte contre les tensions modernes.

Cette thérapie n'est pas dénuée d'avantages : comme elle n'utilise aucune substance médicamenteuse, même naturelle, tout risque de toxicité directe est exclu. Cependant, certaines personnes sont rebutées par la simple vue des aiguilles. Si tel est votre cas, ne vous forcez pas. Sinon, vous pouvez consulter un médecin acupuncteur qui saura cerner votre problème à la lumière des principes de l'énergétique chinoise, médecine bien différente de l'occidentale. Et qui se pratique obligatoirement auprès d'un thérapeute – impossible, donc, de « s'automédiquer ».

La médecine chinoise est une médecine globale, un concept que nous redécouvrons en Occident depuis une vingtaine d'années, après en avoir tout oublié. Pour les Orientaux, l'individu est un tout, les interactions y sont constantes entre les différentes parties : entre le psychisme et le corps, entre les différents organes, entre monde intérieur et extérieur, l'infiniment petit et l'infiniment grand... La santé résulte de l'équilibre entre ces éléments que le stress, les microbes, les pensées parasites, la mauvaise hygiène de vie, la pollution... perturbent.

Pour rétablir l'équilibre, les Chinois disposent de plusieurs approches : psychocorporelles (comme le Tai-chi ou le Qi-gong), d'hygiène de vie (notamment l'alimentation), médicamenteuse (la phytothérapie chinoise est extrêmement riche) et, en dernier lieu, acupuncture – ultime recours du médecin chinois, lorsque la prévention n'a pas donné d'assez bons résultats.

Sans entrer dans les détails – l'approche énergétique chinoise est très complexe –, ils considèrent que l'homme est animé d'un flux énergétique, présent dans toute la création. Dans le corps, cette énergie circule le long de canaux, les « méridiens ». Elle se compose de deux pôles : le yin et le yang. Deux dimensions opposées, mais complémentaires, dont l'équilibre est indispensable à la santé. Le yin correspond à la nuit, le yang au jour ; le yin est plutôt féminin, lié à la lune, à l'eau, le yang plutôt masculin, lié au soleil, au feu.

Notre énergie peut être affectée de diverses manières. Elle peut être bloquée en un lieu du corps, où elle se trouve alors en excès, tandis qu'elle manque dans les zones voisines. Elle peut être déséquilibrée par sa nature même : trop yin ou trop yang. Dans tous les cas, l'acupuncteur tente une réharmonisation, à l'aide de fines aiguilles (en général stériles et à usage unique pour éviter tout risque de contamination), qu'il place à la surface de la peau, sur des points précis, afin, selon les cas, de rétablir la circulation énergétique, de diffuser l'énergie en excès ou d'« appeler » l'énergie manquante.

L'acupuncture est très efficace pour rétablir l'équilibre entre les systèmes nerveux sympathique et parasympathique, très malmenés par nos angoisses et par les agressions que nous subissons, puisque ce sont eux qui permettent en grande partie l'adaptation au stress. Certains points, lorsqu'ils sont stimulés, favorisent la détente et le sommeil ; d'autres soulagent aussi les troubles qui découlent de l'excès de stress (hypertension, troubles digestifs, céphalées...), en agissant directement sur la circulation énergétique, au niveau de la fonction perturbée.

Le Tai-chi-chuan et le Qi-gong sont des techniques corporelles qui procèdent du même principe que l'acupuncture : faciliter la circulation normale de l'énergie dans le corps. Des enchaînements de mouvements, dictés par une tradition plusieurs fois millénaire, permettent aux méridiens de s'affranchir des multiples obstacles et tensions que le stress met sur leur chemin. La pratique régulière de ces techniques apporte une sensation de plénitude et de bien-être qui constitue sans doute l'un des meilleurs traitements antistress qui soient.

LUXTHÉRAPIE : QUE LA LUMIÈRE SOIT

Même si la luxthérapie, ou thérapie par la lumière, n'est pas un moyen de lutte directe contre le stress, elle a sa place dans cet ouvrage, car elle est très efficace contre une forme de déprime, la dépression dite « saisonnière », laquelle se manifeste en automne et en hiver.

Or, les situations de stress trop prolongées deviennent parfois chroniques et peuvent être soignées de cette façon. Les symptômes sont les mêmes que dans les autres états dépressifs : tristesse, désinvestissement affectif, diminution de la libido, irritabilité, fatigue, hypersomnie, somnolence, dérèglement de l'appétit avec un goût très marqué pour les sucres... Ces épisodes dépressifs débutent en général à la fin d'octobre ou au début de novembre, et durent trois à quatre mois, jusqu'à ce que réapparaisse le soleil du printemps. Ils sont dus à une perturbation des rythmes biologiques, causée par le raccourcissement des jours. En effet, les rayons lumineux que nous percevons par nos yeux ne servent pas seulement à voir ! Ils pénètrent aussi dans notre cerveau, où ils stimulent la production de certaines neurohormones, notamment la mélatonine : lorsque nous en produisons trop peu, cela se manifeste par un déséquilibre neurohormonal cérébral, rapidement signalé par les symptômes que l'on sait.

Le traitement est simple : on expose le patient, à heures fixes, à une lumière très intense (de 2 500 à 10 000 lux), une demi-heure à six heures par jour. Le traitement est quotidien et peut durer jusqu'à trois semaines. La luxthérapie se pratique soit en milieu hospitalier – par exemple le centre hospitalier universitaire de Rennes (35), celui d'Erstein (67) ou l'hôpital Louis-Mourrier de Colombes (92) –, soit en cabinet, chez certains psychiatres.

D'après une étude japonaise, 43 % des états dépressifs pourraient être soulagés de cette manière. Il serait dommage de s'en priver, car elle est sans danger, sans aucun risque d'accoutumance ni d'effets secondaires, et d'un prix de revient modeste. Alors, si l'arrivée de l'hiver vous stresse...

THERMALISME ET THALASSOTHÉRAPIE : RENAÎTRE GRACE A L'EAU

La symbolique de l'eau est, en elle-même, thérapeutique. L'eau, c'est la matrice originelle : la vie est née dedans et c'est dans ce milieu que nous avons passé les neuf premiers mois de notre existence. La thérapie par l'eau fait sans doute partie des plus vieilles approches médicales du monde. Qu'on la boive ou qu'on s'y plonge, on y puise des éléments de ressourcement et de détente.

Le thermalisme : les bienfaits de l'eau de source

Les eaux thermales sont utilisées pour lutter contre le stress lorsqu'elles sont riches en minéraux agissant sur l'équilibre neuro-psychique, comme le magnésium ou le calcium... Les cures permettent alors aux patients de se recharger en minéraux. Certains centres se sont spécialisés dans la lutte contre le stress et offrent, outre les eaux à boire, des activités qui apprennent à mieux vivre le stress. C'est le cas par exemple des thermes de Saujon, où s'est ouvert un Institut européen de gestion du stress. On s'y initie à la pensée positive, à la sophrologie, à la relaxation, à l'hypnose. On y bénéficie de soins thermaux externes, proches de la balnéothérapie : massages, douches au jet, massages sous-marins... Pendant quelques jours, on se retrouve ainsi « entre parenthèses », loin des soucis quotidiens, avec du temps pour soi, rien que pour soi – un élément particulièrement rare et précieux pour la plupart des gens stressés !

La thalassothérapie : les bienfaits de l'eau de mer

Les pathologies liées au stress constituent l'une des premières indications de cette médecine par la mer. Son principe est simple : passer une semaine à ne s'occuper que de soi, et recevoir chaque jour cinq ou six soins à base d'eau de mer. Alternent ainsi douches à jet, bains à remous, gymnastique en piscine chauffée, massages sous-marins, bains de boue, enveloppements d'algues, douches à affusions.

Autant de façons de profiter des bienfaits de la mer, milieu organique formidablement riche en minéraux et oligo-éléments. Les boues marines, chargées en plancton, et les algues sont de véritables concentrés de micronutriments. Plusieurs études, dont celles du professeur Boulangé, de Nancy, et du professeur Dubarry, à Bordeaux, ont montré que ces substances se diffusent dans l'organisme à travers la barrière cutanée à la faveur des différents soins. Lesquels accélèrent, en outre, la circulation sanguine et lymphatique, détendent les muscles noués par le stress et soulagent les tensions accumulées.

De nombreuses stations proposent également des « soins secs », sous forme de massages, relaxation, sophrologie, médecine énergétique... De quoi s'initier, en toute tranquillité, à de nouveaux outils quotidiens antistress. A ceci s'ajoutent le climat et l'air marins, aux bienfaits connus depuis des millénaires...

LES THÉRAPIES PSYCHOCORPORELLES

Comme l'explique Georges Léonard, maître d'aïkido à l'institut Esalen de Big Sur, aux États-Unis : « Les Occidentaux ont littéralement déserté leur corps depuis plusieurs siècles [1]. » Pourtant, ce corps est notre demeure primordiale, c'est là que nous vivons, ressentons, éprouvons, accumulons émotions et souvenirs.

Georges Léonard a raison : au fil des siècles, la civilisation occidentale a dénoncé tour à tour le corps comme honteux, sale, provocant, impur, tant et si bien que nous avons fini par dresser une frontière presque infranchissable entre nos têtes et nos corps. Infranchissable consciemment ! Car la chair et le sang, qui font de nous des êtres vivants, ne se laissent pas facilement oublier. Notamment par notre inconscient.

C'est Wilhelm Reich qui, le premier, s'aperçut que nos muscles avaient du caractère ! Il fut le théoricien de la « cuirasse corporelle » : pour lui, tout ce que nous ressentons ne

1. In *Psychologies,* n° 165, juin 1998.

se met pas forcément en mots. Lorsqu'une émotion nous perturbe, nous agresse, nous la refoulons, et ce refoulement se manifeste, notamment, par une rigidification musculaire. Elle se loge alors dans le corps, qui en garde la trace. Et, au fil des années, nous nous crispons de plus en plus, pour mieux nous refermer sur nous-mêmes. Corollaire thérapeutique de cette constatation : par le travail sur le corps, le mouvement, les massages, on libère les émotions « engrammées » dans la chair, et l'esprit referme alors ses cicatrices émotionnelles.

A la suite de ce « père fondateur », d'autres vinrent ajouter leur pierre à l'édifice. Aujourd'hui, on regroupe ces méthodes, nombreuses et variées, sous l'appellation de « thérapies psychocorporelles ». Toutes les formes de relaxation en relèvent, qu'il s'agisse de pratiques aussi anciennes que le yoga ou le Tai-chi-chuan. Nous ne pouvons vous les présenter toutes. Voici quelques pistes à explorer pour trouver celle qui, éventuellement, vous convient.

LE TRAINING AUTOGÈNE DE SCHULTZ

Johannes Heinrich Schultz, psychiatre allemand du début du XXe siècle, cherchait une méthode simple, accessible à tous, rapide, que le patient pût s'approprier et pratiquer seul après un court apprentissage. En s'inspirant d'éléments empruntés à l'hypnose, au yoga, à la psychanalyse (alors naissante), il conçut le training autogène.

Le but : éprouver rapidement un état de calme intérieur en décontractant d'abord les muscles, puis la fonction cardiaque et circulatoire. Le moyen : la concentration mentale.

Comme la plupart des méthodes de relaxation, qui lui ont d'ailleurs beaucoup emprunté par la suite, le training autogène se pratique allongé, dans une pièce calme et peu éclairée. On commence par respirer amplement. Puis on se donne des injonctions mentales : je suis tout à fait calme ; je sens mes bras devenir lourds ; je sens mon corps devenir chaud ; je sens mon cœur battre lentement... Peu à peu, la sensation fait place à l'injonction, provoquant dans le corps les réactions adéquates.

Le training autogène se pratique auprès d'un thérapeute pendant quelques séances, puis le patient peut l'intégrer à sa vie et en faire un outil quotidien. Lorsqu'on y est habitué, on peut « appeler » très rapidement les sensations et retrouver le calme en quelques minutes, dans n'importe quel contexte et n'importe quelle position : au bureau, dans les transports en commun...

Il est possible ensuite d'approfondir le travail en passant au cycle supérieur : il s'agit alors de mettre à profit l'état de calme pour continuer l'introspection. Des phases de verbalisation suivent les périodes de relaxation. La formule inductrice du dernier exercice – « Je suis libre » – résume le but de la thérapie. Être libre, notamment face au stress.

LA VISUALISATION

Technique de relaxation, mais aussi de recentrage et de retour sur soi, la visualisation est intégrée à de très nombreuses techniques psychocorporelles. Son credo : mettre l'imagination au service de la tête et du corps. Elle consiste à se placer en état de relaxation, puis à se représenter mentalement des images positives, des scènes liées au problème que l'on désire résoudre. Si celui-ci est lié au stress, la visualisation permet de se représenter à l'avance les événements stressants (examen, entretien professionnel, mise au point conjugale...), afin d'être en pleine possession de ses moyens le moment venu.

L'origine de la visualisation se perd dans la nuit des temps. Il semble que l'homme ait toujours pratiqué ainsi pour se préparer à agir. Les hommes préhistoriques, qui se réunissaient dans des cavernes pour dessiner leur gibier avant de partir à la chasse, ne faisaient sans doute que visualiser ce qui allait leur arriver.

Une séance se déroule ainsi : le patient est allongé dans un endroit propice à la sérénité. Il commence par respirer calmement pour détendre son corps et son mental. Puis il fait venir des images qu'il a choisies seul ou avec son thérapeute. Elles doivent toujours être positives, et les messages verbaux qui les accompagnent formulés au présent et à la forme affirmative.

Les principes de la visualisation sont très simples. Une ou deux séances suffisent à en acquérir les bases afin de pratiquer seul. Un élément est très important : il ne suffit pas de s'imaginer les scènes, il faut arriver à les sentir, à en éprouver les sons, les odeurs, les couleurs, comme si elles étaient bien concrètes. Plus les sensations sont proches de la réalité, plus la visualisation est efficace.

Lorsqu'il s'agit simplement de se détendre, sans autre objectif, on peut se contenter d'un scénario bucolique de ce type : on se promène dans un très beau paysage de campagne (ou de montagne ou de bord de mer, selon ses goûts), on s'allonge dans l'herbe ou sur le sable, on respire, on admire les fleurs... Puis on se lève et on marche un moment. On s'arrête de temps en temps pour humer une plante ou caresser un petit animal. Au bout de la promenade, on aperçoit un vieil homme assis sur un banc : on s'assoit à ses côtés et on écoute ce qu'il a à nous dire. Il y a fort à parier que ce message aura un sens pour celui qui le reçoit !

LA SOPHROLOGIE

Elle fut créée au début des années 60 par un neuropsychiatre d'origine colombienne installé à Madrid, Alfonso Caycédo. Elle associe la relaxation physique, le travail mental et l'investigation émotionnelle pour mettre au jour les tensions et les blessures, puis les transformer pour les dépasser et s'en libérer. C'est un excellent outil pour apprendre à mieux gérer le stress, car elle permet à la fois de se débarrasser des traces des tensions anciennes, et de mieux se préparer aux agressions à venir.

Cette technique se pratique d'abord auprès d'un thérapeute, le plus souvent en séances individuelles. Par la suite, lorsque la technique est acquise, on peut continuer seul chez soi et en faire un outil quotidien. Une séance dure entre une heure et une heure et demie. Elle commence par des exercices de relaxation physique et mentale, destinés à amener le patient dans un état de conscience intermédiaire entre veille et sommeil. Cet état est mis à profit pour effectuer le travail personnel, sous forme d'images mentales, de scénarios que le patient et le thérapeute mettent au point ensemble, en fonction des problèmes à régler.

« La sophrologie permet d'agir, de façon spécifique, sur les différents "axes" du stress », nous a expliqué le docteur Jean-Paul Raymond, professeur d'endocrinologie à l'université Paris VII et médecin à l'hôpital Bichat. Sa spécialité l'a amené à étudier la dimension hormonale du stress. Avec son épouse, psychothérapeute et sophrologue, ils ont développé une approche de la sophrologie spécialement adaptée aux états de stress [1]. Selon la façon de mener la relaxation et, surtout, selon la qualité des images choisies, la sophrologie stimule précisément telle ou telle réaction hormonale, de façon à adapter au plus juste les réponses intimes du patient aux agressions qu'il subit. « Certains exercices sont destinés à calmer les axes du stress, poursuit le docteur Raymond. Ils servent d'abord à baisser le niveau général du système d'adaptation au stress en situation de repos. Puis ils font baisser l'amplitude des

1. Ils exposent le résultat de leurs recherches dans *Du stress à la sophrologie*, Tchou, 1998.

réponses à un nouveau stressor. Si les patients répètent les exercices assez fréquemment, l'ensemble de leurs réponses au stress finissent par changer. » D'autres exercices ont au contraire pour but de stimuler les axes du stress, afin d'améliorer les facultés d'adaptation de certains individus.

LES THÉRAPIES PSY

THÉRAPIES PSY CONTRE MÉDICAMENTS

Deux psychologues, chercheurs à l'université du Nevada, David Antonuccio et William Danton, se sont livrés récemment à un travail tout à fait passionnant. Ils ont analysé toutes les études effectuées depuis 1958 et destinées à mesurer l'efficacité des antidépresseurs chimiques et des approches psychothérapeutiques pour lutter contre les dépressions. Ils ont publié leurs résultats dans la revue *Psychotherapy and psychosomatics*. Ceux-ci sont sans appel : les thérapies psy sont aussi efficaces que la chimie à court terme, et plus efficaces à long terme. En outre, les approches psy permettent d'éviter les rechutes – sans évoquer leur non-toxicité chimique et le fait qu'elles ne présentent aucun risque d'accoutumance.

Cette analyse ne fait que confirmer ce que nous affirmions plus haut : les médicaments, s'ils peuvent s'avérer utiles, ne permettent pas de se passer d'une vraie recherche personnelle. Le stress devient pathogène si, et seulement si, nous ne sommes plus en mesure de le gérer. Et, en la matière, nous sommes infiniment plus doués que nous ne le pensons généralement. Nous pouvons adopter de nouveaux comportements, nous savons au fond de nous réagir autrement. Il reste à trouver la voie qui conduit à ce savoir intime, profond, occulté par les années, les contraintes, les apprentissages. Nous n'allons pas entrer ici dans le détail des processus psychothérapeutiques, mais seulement en dessiner les deux grands courants.

LES PSYCHOTHÉRAPIES D'INSPIRATION ANALYTIQUE

Si vous avez l'impression de vous retrouver toujours dans des situations semblables, et si elles provoquent chez vous les mêmes réactions que vous ne parvenez pas à endiguer, un travail auprès d'un psychologue, d'un psychothérapeute, voire d'un psychanalyste, peut vous aider à comprendre quelle émotion passée est à la base de ces répétitions.

Cette thérapie est le règne de la parole. C'est en verbalisant vos souvenirs, vos ressentis, vos rêves, c'est en donnant libre court à vos associations d'idées que vous parviendrez à tirer le fil de cette pelote dans laquelle vous êtes parfois étroitement ligotés. En plongeant dans votre passé, vous éclaircirez votre avenir.

Conseil important : il est difficile de commencer une telle thérapie dans des moments de stress intense. Lorsque la pression est trop forte, elle devient aveuglante. Il faut attendre qu'elle soit un peu retombée pour partir à la recherche de soi-même.

LES THÉRAPIES COMPORTEMENTALES ET COGNITIVES

Le courant comportementaliste est né aux États-Unis. Plus pragmatiques que les approches d'inspiration psychanalytiques, ces approches ont pour premier but de modifier nos comportements, sans forcément en chercher le sens et l'origine.

Pour cela, elles travaillent sur nos croyances, sur ces idées reçues que nous avons intégrées au point de les prendre pour des pensées rationnelles. Or, le plus souvent, elles ne le sont pas ! Comme l'explique le professeur Maxie Maultsby, qui enseigne la psychiatrie au Howard University Hospital de Washington : « Les problèmes émotionnels surgissent souvent en réponse à des stimuli psychologiques erronés. Pour qu'une pensée soit saine, il faut qu'elle se fonde sur un fait objectif et non sur une croyance, et qu'elle aide l'individu à vivre mieux : préserver sa santé, atteindre ses buts. »

Le but des thérapies comportementales est de débusquer ces croyances négatives pathogènes, puis de les remplacer par des croyances plus positives. Ainsi, l'idée d'abord formulée : « Au bureau tout le monde me fait des reproches. Je suis nul, personne ne m'aime », peut devenir, après quelques séances de travail : « J'ai commis une erreur professionnelle précise qui m'a valu quelques reproches, mais j'ai d'autres qualités qui me valent l'estime de quelques collègues, je vais m'attacher à être vigilant pour mettre davantage en valeur ces qualités et éviter de nouvelles erreurs. » Désormais, au lieu de subir, la personne se prépare à agir.

Peu à peu, chaque comportement positif mis en place améliore l'image détériorée que nous avons de nous-mêmes. Notre confiance en nous se renforce, et les comportements à venir sont moins soumis par nos croyances pathogènes.

Les thérapies comportementales et cognitives sont très efficaces pour venir à bout de problèmes précis : peur de l'autorité, trac, peur de l'avion, angoisse du lendemain... Mais elles ne sont adaptées ni au mal-être diffus, indéfini, ni aux dépressions graves.

Conclusion

LE DROIT A LA SÉRÉNITÉ

Vous voilà prêt à affronter le stress comme vous ne l'avez peut-être jamais été auparavant : avec des outils précis, des buts raisonnables, des objectifs à atteindre – le principal d'entre eux étant de ne plus se laisser dépasser par ce qui, finalement, fait partie de la vie, même si parfois la machine s'emballe un peu.

Pendant votre lecture, Marianne, la jeune femme que nous avions regardée vivre au début de cet ouvrage, a aussi fait son bonhomme de chemin. Elle a grappillé, ici et là, des informations qu'elle a décidé de mettre en pratique. Suivons-la de nouveau.

Marianne sort du métro, comme chaque soir. La cohue ne l'angoisse plus depuis qu'elle sait respirer pour se détendre et se recentrer dans les pires conditions. Du coup, elle regarde ses contemporains de manière plus sereine. Ce soir, dans la rame de métro bondée, elle s'est amusée à observer deux jeunes adolescents qui expérimentaient leur première relation amoureuse. Ces deux regards aimantés l'un à l'autre, comme si le monde n'existait plus, l'ont émue.

Demain, elle a un rendez-vous important avec son supérieur. Elle s'est enfin décidée à lui demander clairement une amélioration de ses conditions de travail. Elle sait mieux formuler ses désirs depuis qu'elle ne craint plus l'autorité. Elle s'est d'ailleurs aperçue, avec son thérapeute, que cette angoisse lui venait de ses relations avec son père.

« Ce sera la prochaine étape, se dit-elle : lui parler, lui dire combien je l'aime comme père, mais combien j'ai besoin de vivre par moi-même et pour moi-même. »

Une façon d'être fidèle aux valeurs qu'il lui a inculquées quand elle était enfant.

C'est le cœur léger qu'elle grimpe quatre à quatre les marches qui mènent à son appartement.

« Quel soulagement, pense-t-elle en ouvrant la porte, de ne plus oublier la moitié des courses. Je sais de mieux en mieux m'organiser, cela me laisse du temps libre. Ce que je n'aurais jamais soupçonné avant ! »

Un temps qu'elle met à profit, entre autres, pour mieux surveiller son alimentation.

Elle se rend dans la cuisine, avale les remèdes légers et naturels prescrits par son médecin, prend ses affaires de sport et ressort. Direction la salle de musculation du quartier, où elle se rend trois fois par semaine pour dégourdir ses muscles ankylosés par un travail sédentaire.

« Décidément, se dit-elle, depuis que j'ai pris mon stress en main ma vie a changé... »

A votre tour...

Adresses

POUR TROUVER UN MÉDECIN HOMÉOPATHE

Syndicat national des médecins homéopathes français
60, boulevard de Latour-Maubourg 75007 Paris
Minitel 3615 Boiron et 3615 5CH

POUR TROUVER UN PHYTOTHÉRAPEUTE OU UN AROMATHÉRAPEUTE

Société française de phyto-aromathérapie
19, boulevard Beauséjour 75016 Paris
Tél. : 01 45 24 65 92

POUR TROUVER UN THÉRAPEUTE UTILISANT LES ÉLIXIRS FLORAUX

Association Gaïa, institut de recherche sur les élixirs floraux
BP 9 38880 Autrans
Tél. : 04 76 95 71 61

Fleurs, essences et harmonie
75 *bis*, avenue de Wagram 75017 Paris
Tél. : 01 48 88 95 05

POUR TROUVER UN NUTRITHÉRAPEUTE

Association pour la défense de la médecine orthomoléculaire
BP 243 06223 Vallauris Cedex
Tél. : 04 93 43 44 62

POUR TROUVER UN ACUPUNCTEUR

Association française d'acupuncture
3, rue de l'Arrivée 75015 Paris
Tél. : 01 43 20 26 26

POUR CHOISIR UNE STATION THERMALE

La maison du thermalisme
32, avenue de l'Opéra 75002 Paris
Tél. : 01 44 71 37 00

POUR CHOISIR UNE STATION
DE THALASSOTHÉRAPIE

La maison de la thalassothérapie
5, rue Denis-Poisson 75017 Paris
Tél. : 01 45 72 38 38

POUR TROUVER UN PSY QUI PRATIQUE
LA PSYCHOTHÉRAPIE TRADITIONNELLE,
LE TRAINING AUTOGÈNE OU LA VISUALISATION

SNP PSY
77, rue des Archives 75003 Paris
Tél. : 01 44 54 32 00

POUR TROUVER UN SOPHROLOGUE

Société française de sophrologie
38, boulevard Garibaldi 75015 Paris
Tél. : 01 40 56 94 95

POUR TROUVER UN PSY COGNITIVO-COMPORTEMENTALISTE

Association française de thérapie comportementale et cognitive (AFTCC)
100, rue de la Santé 75674 Paris Cedex 14
Tél. : 01 45 89 55 66

Cet ouvrage composé
par D.V. Arts Graphiques à Chartres
a été achevé d'imprimer sur presse Cameron par

BRODARD & TAUPIN
GROUPE CPI

La Flèche
en septembre 2000

Imprimé en France
N° d'impression : 3802
Dépôt légal : septembre 2000